现代著名老中医名著重刊丛书·第九辑

名老中医带教录

著　　述　巫君玉

记录整理者　张继箅　巫浣宜　李秩伦

　　　　　　赵利民　赵成梅　王　斌

　　　　　　金丽杰

人民卫生出版社

图书在版编目（CIP）数据

名老中医带教录/巫君玉著述. —北京：人民卫生出版社，
2012.11
（现代著名老中医名著重刊丛书. 第9辑）
ISBN 978-7-117-16500-6

Ⅰ.①名… Ⅱ.①巫… Ⅲ.①《伤寒论》-研究②中医学-
临床医学-经验-中国-现代 Ⅳ.①R222.29②R249.7

中国版本图书馆 CIP 数据核字（2012）第 236664 号

门户网：www. pmph. com	出版物查询、网上书店
卫人网：www. ipmph. com	护士、医师、药师、中医 师、卫生资格考试培训

现代著名老中医名著重刊丛书
第九辑
名老中医带教录

著　　述：巫君玉
出版发行：人民卫生出版社（中继线 010-59780011）
地　　址：北京市朝阳区潘家园南里 19 号
邮　　编：100021
E－mail：pmph @ pmph. com
购书热线：010-67605754　010-65264830
　　　　　010-59787586　010-59787592
印　　刷：三河市潮河印业有限公司
经　　销：新华书店
开　　本：850×1168　1/32　印张：6　字数：151 千字
版　　次：2012 年 11 月第 1 版　2024 年 12 月第 1 版第 5 次印刷
标准书号：ISBN 978-7-117-16500-6/R·16501
定　　价：18.00 元

出版说明

　　自 20 世纪 60 年代开始,我社先后组织出版了一些著名老中医经验整理著作,包括医案、医论、医话等。半个世纪过去了,这批著作对我国现代中医学术的发展发挥了积极的推动作用,整理出版著名老中医经验的重大意义正在日益彰显。这些著名老中医在我国近现代中医发展史上占有重要地位。他们当中的代表如秦伯未、施今墨、蒲辅周等著名医家,既熟通旧学,又勤修新知;既提倡继承传统中医,又不排斥西医诊疗技术的应用,在中医学发展过程中起到了承前启后的作用。他们的著作多成于他们的垂暮之年,有的甚至撰写于病榻之前。无论是亲自撰述,还是口传身授,或是由其弟子整理,都集中反映了他们毕生所学和临床经验之精华。诸位名老中医不吝秘术,广求传播,所秉承的正是力求为民除瘼的一片赤诚之心。诸位先贤治学严谨,厚积薄发,所述医案,辨证明晰,治必效验,具有很强的临床实用性,其中也不乏具有创造性的建树;医话著作则娓娓道来,深入浅出,是学习中医的难得佳作,为不可多得的传世之作。

　　由于原版书出版的时间已久,今已很难见到,部分著作甚至已成为中医读者的收藏珍品。为促进中医临床和中医学术水平的提高,我社决定将部分具有较大影响力的名医名著编为《现代著名老中医名著重刊丛书》并分辑出版,以飨读者。

第一辑　收录 13 种名著

《中医临证备要》　　　　　　《施今墨临床经验集》

《蒲辅周医案》　　　　　　　《蒲辅周医疗经验》

《岳美中论医集》　　　　　　《岳美中医案集》

《郭士魁临床经验选集——杂病证治》

《钱伯煊妇科医案》　　　　　《朱小南妇科经验选》

《赵心波儿科临床经验选编》《赵锡武医疗经验》

《朱仁康临床经验集——皮肤外科》

《张赞臣临床经验选编》

第二辑　收录 14 种名著

《中医入门》　　　　　　　　《章太炎医论》

《冉雪峰医案》　　　　　　　《菊人医话》

《赵炳南临床经验集》　　　　《刘奉五妇科经验》

《关幼波临床经验选》　　　　《女科证治》

《从病例谈辨证论治》　　　　《读古医书随笔》

《金寿山医论选集》　　　　　《刘寿山正骨经验》

《韦文贵眼科临床经验选》　　《陆瘦燕针灸论著医案选》

第三辑　收录 20 种名著

《内经类证》　　　　　　　　《金子久专辑》

《清代名医医案精华》　　　　《陈良夫专辑》

《清代名医医话精华》　　　　《杨志一医论医案集》

《中医对几种急性传染病的辨证论治》

《赵绍琴临证 400 法》　　　　《潘澄濂医论集》

《叶熙春专辑》　　　　　　　《范文甫专辑》

《临诊一得录》　　　　　　　《妇科知要》

《中医儿科临床浅解》　　　　《伤寒挈要》

《金匮要略简释》　　　　　　《金匮要略浅述》

《温病纵横》　　　　　　　　《临证会要》

《针灸临床经验辑要》

第四辑　收录 6 种名著

《辨证论治研究七讲》　　　　《中医学基本理论通俗讲话》

《黄帝内经素问运气七篇讲解》《温病条辨讲解》

《医学三字经浅说》　　　　　《医学承启集》

第五辑　收录 19 种名著

《现代医案选》　　　　　　　《泊庐医案》

《上海名医医案选粹》　　　　《治验回忆录》

《内科纲要》　　　　　　　　《六因条辨》

《马培之外科医案》　　　　　《中医外科证治经验》

《金厚如儿科临床经验集》　　《小儿诊法要义》

《妇科心得》　　　　　　　　《妇科经验良方》

《沈绍九医话》　　　　　　　《著园医话》

《医学特见记》　　　　　　　《验方类编》

《应用验方》　　　　　　　　《中国针灸学》

《金针秘传》

第六辑　收录 11 种名著

《温病浅谈》　　　　　　　　《杂病原旨》

《孟河马培之医案论精要》　　《东垣学说论文集》

《中医临床常用对药配伍》　　《潜厂医话》

《中医膏方经验选》　　　　　《医中百误歌浅说》

《中药炮制品古今演变评述》《赵文魁医案选》

《诸病源候论养生方导引法研究》

第七辑　收录 15 种名著

《伤寒论今释》　　　　　　　《伤寒论类方汇参》

《金匮要略今释》　　　　　　《杂病论方证捷咏》

《金匮篇解》　　　　　　　　《中医实践经验录》

《罗元恺论医集》　　　　　　《中药的配伍运用》

《中药临床生用与制用》　　　《针灸歌赋选解》

《清代宫廷医话》　　　　　　《清宫代茶饮精华》

《常见病验方选编》　　　　　《中医验方汇编第一辑》

《新编经验方》

第八辑　收录 11 种名著

《龚志贤临床经验集》　　　　《读书教学与临症》

《陆银华治伤经验》　　《常见眼病针刺疗法》

《经外奇穴篡要》　　　《风火痰瘀论》

《现代针灸医案选》　　《小儿推拿学概要》

《正骨经验汇萃》　　　《儿科针灸疗法》

《伤寒论针灸配穴选注》

第九辑　收录 11 种名著

《书种室歌诀二种》　　《女科方萃》

《干祖望医话》　　　　《名老中医带教录》

《班秀文妇科医论医案选》　《疑难病证治》

《清宫外治医方精华》　《清宫药引精华》

《祝谌予经验集》　　　《疑难病证思辨录》

《细辛与临床　（附疑难重奇案七十三例）》

　　这些名著大多于 20 世纪 60 年代前后至 90 年代后在我社出版,自发行以来一直受到广大读者的欢迎,其中多数品种的发行量达到数十万册,在中医界产生了很大的影响,对提高中医临床诊疗水平和促进中医事业发展起到了极大的推动作用。

　　为使读者能够原汁原味地阅读名老中医原著,我们在重刊时尽可能保持原书原貌,只对原著中有欠允当之处及疏漏等进行必要的修改。为不影响原书内容的准确性,避免因换算等造成的人为错误,对部分以往的药名、病名、医学术语、计量单位、现已淘汰的临床检测项目与方法等,均未改动,保留了原貌。对于原著中犀角、虎骨等现已禁止使用的药品,本次重刊也未予改动,希冀读者在临证时使用相应的代用品。

人民卫生出版社
2012 年 6 月

弁言

　　此集系历年带领院校实习学生、进修医生以及国家或省市级徒弟时之学教问答，或为当时临症中之随时释疑，或为查房中之症情分析，或为信函往来中之解释，或为中医古籍之座谈讲解，其所涉之面广而无序，所言之旨小而琐碎，惟无有不结合临床者为其大宗。余添为国家首批 500 名老中医以来，深感需有以副命，故向近期间相随诸同学收集当日所谈，或就其自行整理之笔记而修词之，或就余所忆而条札之，以问答格式统为一集，其间证治变化、诊断辨证、方药运用等，格于均系随分析而出，实难条聚，只可任之，惟有关于《伤寒论》者，以其为中医内科临床之历史首集专著，为后来医疗所自出之法门，且大多为余回忆当时讲述而写，故可相对集中，然而后期余入院检查，仅得太阳上、中、下三篇，且下篇中后数条之解，尚为住院后所写，未能竟《伤寒》之全也。有须告于读者者：此集之作，纯出乎个人于临床 50 余年工作中对中医学之见解，自为机杼，不受门派之囿，一以使随学者之治病能有效用为目的，故望仍须以各人之学为基而参考之可矣。

　　此集之整理，沿及一年向外，稿件几经反复抄校，名之为《中医带教录》者，存其实况也。今述其缘起经过如此。

巫君玉

1998 年 4 月 26 日在北京中医医院病房

提要目录 *

9

---

　　*　由于文中问语较长,不便直接列入目录,故对每问主要内容做出提要并列为目录,以便读者查阅。

11

12

13

14

一、综 合 部 分

1 问　阴阳学说在中医学中可有物质性的一面?

答　多数哲学书中常谈及阴阳或有阴阳学说的内涵,亦大都为抽象对比。其在中医学运用中,既有抽象的一面,亦有具体所指的物质性,如"上为阳,下为阴"是抽象的,腑为阳、脏为阴则具物质性,气为阳、血为阴更有物质性。阴阳是就一种事物、一个范围(有大有小)划分的,阴阳二字是抽象的,而其所具体包含所指的,绝大多数都有物质存在,即使所谓阴气、阳气之类,今亦知是含有物质的。

2 问　如何识别阴阳转化之机?

答　阴阳转化要有转化的基础,即转化的主要一方要有转化的力量,如寒邪伤人阳气时,人体之阳气尚能对抗而化热,是能转化,此种由恶寒到发热的转化有一定的过程,要转化到一定程度才能出现转化后的正面现象;少阴、厥阴病中的寒化或热化,也是由人体本身条件作为基础的。所谓阴阳更替,是量变到质变的过程,只有过程的长或短、表面或内在之分,没有突然就出现质变的。此种转变过程,正是医者识机斡旋之为地处,用药既不能落后,亦不宜超前,要牢牢掌握病机向人体有利方面转化的动力而推动之。

3 问　如何认识邪之阴阳触犯人体之阴阳的关系?

答　邪有阴阳,人体亦有阴阳。一般而言,阴邪伤人之阳,阳邪伤人之阴,如寒、湿伤阳,风、热伤阴之类。当邪犯后,破坏人体之阴阳平衡,人体之阴或阳起而对抗,称之为正邪相争。正邪两者的相争作用,使人体出现阴或阳的症状,此种症状是交争中、正邪双方力量相互作用后出现的表现,故不能偏执于邪的一面,亦不能偏执于正的一面,要综合分析正邪双方的进退趋势而拟定治法方药,如寒为阴邪,化热后仍用辛温治法,岂不为害!

4问　五行相生,火能生土,系之脏腑则为心火生脾胃之土,但临床常见以补命门之火而生脾土的,不知心火之补能否资壮脾胃? 方药如何运用?

曰　命火、心火都属火类。命火如地热,自下而蒸,心火如日照,自上而丽,两者用得其中,均可生土。如土因雨湿,得晴日则干,故土可以由之而曰生,证之临床,如胃气为水湿所困,或寒湿困脾初起时,可益心阳以化水湿,药用辛温助阳如姜、桂、术、芷之类,方则如苓桂术甘、小半夏、羌活胜湿等;若火太过,则如地之由日亢久旱而龟裂焦竭。证之临床,如心火太过,消谷善饥,饮食不为肌肤,如食㑊、谷瘅等症似之。若脾阳虚而不运湿食,见飧泄食不化,或土不制水而见色萎浮肿,宜助肾阳以健脾土,如地热之上蒸而土得温敦以生物,亦如火在釜下以熟物;若命火太过,则如久煮釜干而裂,诸桂附过用或丹药助火等副作用所见之燥亢症有似之。

5问　对《灵枢·营卫生会》"卫出于下焦"之言,后世有争议,老师持何见解?

曰　(1)"卫出于下焦"之争,约有两种,①为文字上的错简,孙思邈等认为下字为上字之伪(见《备急千金要方·膀胱腑·三焦脉论》),后来张志聪亦认为"下当作上"。②认定"卫出于下焦"无误,如张介宾注文,认为卫气昼始于膀胱,夜始于肾经,只有昼行于阳、夜行于阴的运行时间区别,其起始点均属下焦,并提出《灵枢·卫气行》中"其始入于阴,常从足少阴注于肾"之言作为依据。

（2）我认为，①营卫俱出于中焦，俱源于水谷，《灵枢·营卫生会》对此有明义，称："谷入于胃，以传与肺，五脏六腑，皆以受气，其清者为营，浊者为卫。"《灵枢·五味》亦有"谷始入于胃，其精微者先出于胃之两焦，以溉五脏；别出两行，营卫之道"的记载，是明言营卫俱源于谷食而产生于中焦者；其中"以传于肺"及"先出于胃之两焦"之说，或为孙氏、张氏"卫出于上焦"见解的依据。营卫俱通过肺或"上焦"而后分成，但其最原始的基础是"谷"和脾胃运化，这点是很清楚的。②卫出于上焦不及"卫出于下焦"义长。以下焦肾间动气为生气之动力，可以温煦中焦脾胃，脾胃运化水谷之精微而敷布全身者，均赖此气之推助；更上而蒸润肺气，使上焦开发而熏肤充身泽毛，以起到强固卫外之用。故我认为"卫出于下焦"句，并无上、下字之误。

6问　《素问·评热病论》有"有病温者，汗出辄复热而脉躁疾，不为汗衰，狂言不能食，病名为何？岐伯对曰：病名阴阳交。交者死也"一段文字。阴阳交病之汗出热不减、狂言不能食、脉躁疾等症，临床于现代传染性热病中常可见到，并未见尽如经言之严重程度，如风温发热，不因汗衰，屡有反复，虽属重症（儿童多见），但绝大多数终能治愈，何谓"交者死也"？

曰　经文所言"交者死也"，系限于当时医疗条件之言，此类记述不止一处，尚有如"脉乍疏乍数者死"等，延及至今，已知有不即死者、有不死者，正是说明医学进步。对此等经文应按历史唯物主义的观点去理解。热病热不为汗解、脉躁疾、狂言不能食等症出现时，今天仍属危重病，临证要详辨致热原因、病位，以及是否过投汗药而伤及阴液等方面；若阳明腑实证，便通即可缓解，可按《温病条辨》中诸承气汤辨证投药；若为阳明经证，可按《温病条辨》白虎汤法辨治；若为湿温证，则非大汗可解，亦多湿遏热伏而热势不扬，需从苦辛、苦寒中求治法方药。然湿温证脉躁疾者少，可资与温热证区别。温热病热盛伤及阴分，可仿玉女煎法治之。

7问 《素问·热论》："……其未满三日者,可汗而已,其满三日者,可泄而已"。可汗之意,本篇有"三阳经络皆受其病,而未入于脏者,故可汗而已"文,发汗义存,而邪入三阴,但言"可泄"(泻下),似有不妥,如何理解"泄"字?

曰 此就治法概念而言。三阳皆属表,故有汗解之机。然汗法有甚微之别,此意在言外,如:白虎之汗盛;小柴胡但通气分,不定求见汗,汗亦不当盛;桂枝之汗但求絷絷等。又,"其未满三日者"义,亦只可视作概念,非定一日太阳、二日阳明、三日少阳也,临床中三阳证均不限日数,一经留数日,此义《内经》中有,求之《伤寒论》中更可清楚,即如本篇后文"七日巨阳病衰"之述,即明言太阳病可延至七日尚存。

三阴证指凡已离三阳经者,亦并非"其满三日者"即是三阴证,亦只是相对而言。三阴证一般非汗法可解,"泄"字亦相对而言,泄之义,二便俱属之,更当引申理解为非汗法之法,如清泄、苦泄、温泄等,非仅指狭义之通便利尿,凡能泄邪者俱属之。又,三阳各经又有经腑之分,如太阳之蓄水证即可相对表证而称里证,此又与三阴称里证者有别;蓄水需兼用利尿,阳明之腑实即可通便,此又三阳证非必用汗法者也。又,三阴证亦可兼表,如少阴之麻黄附子细辛汤,"太阴病脉浮者,可发汗,宜桂枝汤",此又非三阴必用"泄"也。《内经》只示人以规矩,神而明之,临床变通,正确理解及运用《内经》经义,存乎读此书者。

8问 《温病条辨·中焦篇》第74条:"湿甚为热,疟邪痞结心下,舌白口渴,烦躁自利,初身痛,继则心下亦痛,泻心汤主之。"本条"湿甚为热",舌苔宜黄,何以称"舌白",是疑点。又,从"二加减正气散""三加减正气散""四加减正气散"的舌象来看,湿热为病,一旦蕴久化热,舌亦宜黄不宜白,本条"舌白口渴"是否"舌黄口渴"之误？热病(外感性)临床舌象极为复杂,有舌白也有舌黄,黄白有时出自同一病机,似乎辨舌需服从全身大局,方可定寒热,不知是否?

曰 (1)湿初化热,舌苔仍可见白,"初身痛",继而心下痞结,为邪入结于胃(外感性热病为邪自表入里),临床有此阶段可见,此时口渴亦多渴不多饮。初时舌苔仍白,继而见白苔罩浮黄,再而始见黄苔,此为病进层次,临床于罩黄之白苔时,仍宜按湿论治,湿去则热亦退。本条泻心汤,为半夏泻心汤去人参、干姜、大枣、甘草加枳实、杏仁方(据浙江中医学院白话解本)。杏仁利肺气,枳实利胃气,与半夏之祛痰消痞和芩、连之清热同用,属苦辛并用,为湿邪初入里,郁滞上、中焦气分,欲化热而未全化热时之治法。本条之证与藿香正气证均为邪多在表而阻滞气分,但有偏表偏里之别。且条文明言"疟邪",必有寒热往来之象,与藿香正气之热不扬而痞者亦有区别,《温病条辨》于热型未谈及,应于此等处作进一步深究,寻其弦外之音。

(2)舌苔在整体辨证中占有重要地位,尤其是热病,并且需连同舌色分析。如舌绛苔白与舌淡苔白,虽同有发热,性质必有区别;舌苔之白而干与白而滑润,亦有偏热偏湿之分。当然尚需参合脉象、体征而定病性病势。但舌诊有其独立性,在四诊合参时是医者统筹全局时的一种数据,万不能忽略。

9问 《温病条辨·上焦篇》第4条言,风温、温热、温疫、冬温初起见卫分证,可投银翘散。那么,温毒、暑温、湿温、温疟等若初起见卫分证,可否投银翘散加味?

曰 (1)后四病并非不可用银翘,在于用银翘散针对性不强,故多寡效。若四病初起有卫分证时,以对证药伍用于银翘散并作调整,如湿温去芦根加三仁等,当然可以。此中区分要点,首先在于风热与湿浊之不同。

(2)对前四病之温疫,宜留心有湿浊热毒偏重偏轻之不同。

对后四病中之暑温,虽有"暑多夹湿"之说,但湿未必个个皆重;在用"暑当与汗俱出"治法时,需留心耗阴情况,不可惑于其条文所言之大概性,临床当仔细区分。

10 问 《温病条辨》有白虎汤运用四禁,即"脉浮弦而细""脉沉""不渴""汗不出"。但近从借阅的《江苏中医》中见到孟澍江教授撰写的温病论,云凡有脉洪大、大热、大渴之阳明气分证,虽不见大汗出,亦可投白虎,勿拘泥常法。不知师运用白虎之经验如何?

曰 (1)孟老之言有理,但需注意其所言白虎汤证之四大症中,只定出"虽不见大汗出"一句,并非另三大症不见而用白虎,且"虽不见大汗出",只是指汗不大,并非无汗,故与白虎列症相去不远,仍属阳明气分之热。此亦是白虎用法常规。

(2)对原条文"汗不出者,不可与也"句须活看。若三大症俱,但汗不出,《伤寒论》中大青龙汤用石膏,于此时用白虎加入开表药自然可以,《温病条辨》温疟中白虎加桂枝之法亦可参考。暑温中白虎加参、白虎加苍术等方是其变化,参悟其理,便是活法。

(3)对白虎汤之禁——脉沉细和不渴,必需遵循。

11 问 如何全面理解《温病条辨·上焦篇》第15条"清营汤去黄连主之",吴氏自言:"去黄连者,不欲其深入也"。但若据防未病思想,黄连不去又有何妨?

曰 此条云:"寸脉大,舌绛而干,法当渴,今反不渴者,热在营中也"。舌绛而干示津液已伤,不渴非真不欲饮水,但不引饮耳(饮亦不能消其热),此是邪入营分见症。若邪独在气分,伤津后则引饮。故上句为温邪入营与否之区别点;于营分证初见情况下,未必邪已全离气分,此是临床中对症状及邪位必需辨定者。黄连苦寒入心、肝、胆、胃、大肠,气营并用,以后人看法及用药常情而论,无必去之理,且于大队育阴药如生地、玄参、麦冬中而伍用黄连,已无苦燥之弊,于犀角、丹参、连翘以及地、麦之可入心经药中伍用,已无引邪入心之嫌,条文言"寸脉大"、"舌绛而干",已属热邪入营伤阴,而且有威胁心包络之可能,用黄连可归属正治范围。吴氏自言"去黄连者,不欲其深入也",后人或有据苦寒化火之理虑其弊为解者,则在于苦寒药过量始可引起。证之近代药理,苦味药过量可遏损心力,今虽邪在营已非苦寒可治,但在甘咸寒法中伍用以清热,自无妨碍。此中需留心者,在于药量配伍得当。

12 问 《温病条辨·中焦篇》第 9 条"阳明温病,下利谵语,阳明脉实或滑疾者,小承气汤主之;脉不实者,牛黄丸主之,紫雪丹亦主之"。前言承气,后言牛黄,辨在脉实与不实,但不知"下利"一症在承气与牛黄间可有区别?如热结旁流,可选承气,若下利如泄,可选牛黄否?

曰 此条除脉之虚实为辨外,尚须有发热之辨。发热下利,谵语而脉实,阳明腑实证在,此下利为热结旁流,故可用承气,腑实去则下利谵语俱止;脉不实则为邪传心包之下利谵语,故改用牛黄或紫雪之开窍清热,此之下利为协热下利,此是条文本意,且已明言"阳明温病",则必有阳明热型,可除外虚寒下利。

临床于下利随证而分虚实,辨别在于发热、便色、舌、脉。若下利如泄,便色淡黄,不发热或只微热,舌红苔少而干,脉小而数,清热虽可,仍当主以救阴固涩,此时若有谵语神昏需用开窍者,至宝优于牛黄,此仍是热病伤阴下利之属治法;若舌淡苔白,脉虚不数或虚数,此属阳气欲脱,用药大相径庭,只可回阳固脱,三宝均非所宜。

13 问 老师在寄《丹溪医集》信中,叮嘱阅此书要点:①滋阴法的运用,②六郁说贯彻,且引"气之郁滞,久留清道,非

7

借香热,不足以行"之说,申述了香燥之品并非无用者。但不知香燥之品在温病中如何选用?

答 (1) 嘱注意滋阴法,在于防止为"阳常有余,阴常不足"论的偏执所惑;嘱注意六郁说,在于要求领悟丹溪的正确用药方法。

(2) 温病之夹湿或患者素体有痰湿者,可用香燥,如三仁汤中之蔻仁,白虎苍术汤中之苍术等,均可划属香燥药,惟用药需量体质、邪度而定;香燥药于阴虚、阴伤者不宜,香燥药用之不当或过量,则见咽干舌燥或气短乏力。近时屡见用木香、砂仁至10克者,不但费钱费物,亦加重香燥之弊,用6～7克效果已可见,但在煎此类药时必须后下及加盖煎,以免挥发。香燥之用在借以行气通达,香燥之弊在于耗气伤液,故不宜过量使用。

14问 "湿热病四季皆有,湿温病则发于夏秋之间","盛暑必兼湿"两说均见《温病专辑·蒲辅周医案》。湿热病与湿温病居然不同?是否温病发于夏秋之间,强调暑湿在其中?"后夏至日为病暑"、"暑必夹湿"已成定论,临症组方酌加藿香、佩兰、滑石等药绝对否?

答 (1) 湿热、湿温原属一类,湿温具有季节性及流行性,湿热则四时散见,且不限于热病,此为命名区别处。

(2) "暑必夹湿"指暑邪中本含有湿,但治疗时非必用化湿药。其汗多、热盛、舌红者已无湿可化,故需凭脉、舌、证作依据。暑病有表证时始用藿、佩,胃膈间气分证时可用三仁,若在胃而热重则芩、连可入,暑伤气阴,生脉可选。此外尚有阴暑,则另是一途,须从辛温芳化中求治法。

(3) 四季时令病中多有夹湿者,如冬温夹湿、风温夹湿,即秋燥病中亦有燥在肺而脾胃素有湿者,总需分脏腑表里加用对应药,不能偏执于暑必夹湿之论;在暑病中同有发热,亦需分清偏于湿或偏于热,用药方能丝丝入扣。

15 问　临床所见阴分伏热证,投青蒿鳖甲汤后,有汗出或无汗出而热清的现象。方中青蒿能否以柴胡代之?

答　投方后有微汗或无汗而热退之象,系于患者本身阴气程度及投药达表之力而定,其间要点是不能阻塞表窍,以便于还邪于表。治温病者,大多认为柴胡可劫阴,以其升散少阳之故,故改用青蒿。两者同为少阳用药,青蒿则透少阳而不伤阴。近时虽药理学已肯定柴胡有退热作用,但在阴分伏热或阴虚发热时,总以用青蒿为妥。

16 问　《辽宁中医杂志》(1986 年第 3 期)刊有张琪研究员治一中年女性,产后便秘 10 余年,七八日一行,伴胸闷、纳呆、腹胀,屡治不效,面赤消瘦,恶心欲呕,倦怠乏力,尿黄,苔白腻,脉弦,诊为枢机不利,气化不行,津液不能敷布所致,据《金匮要略·妇人产后篇》"大便坚,呕不能食,小柴胡汤主之",投小柴胡汤化裁而收效。老师对此有何见解?

答　(1)张老此案,证起产后而便秘,应联想到汗多可伤津、溲多可伤津、亡血家亦可伤津等因素引起之便秘,本案证起产后,虽经 10 余年,然其始发病机仍为血虚,由血虚而肝失所藏,肝阳以旺,故可见面赤之证;由肝旺而克脾、而脾胃诸证以见;另外应探究张老用"小柴胡汤化裁"之"化裁"方面的用药变通。

(2)本案之少阳病机,除《金匮要略》条文外,亦可联系《伤寒论》第 230 条:"阳明病,胁下硬满,不大便而呕,舌上白苔者,可与小柴胡汤。"此条少阳阳明合病而以少阳症为主(胁下硬满,呕),故可用小柴胡调肝胆气机,使"上焦得通,津液得下,胃气因和"而得大便;此两条用小柴胡之机理相同,亦是张老所述"枢机不利,气化不行"之着眼处。若痞、满、燥、实者,则非小柴胡所能

9

胜任,可在下法中求治。此种邪在何经所见之症状,及其偏重偏轻的区别,不能混淆。

(3)小柴胡汤并非通便之剂,于此症亦非针对便秘本症,而是针对引起便秘之病机,所谓"先其所因"者。本案有"脘胀、纳呆、恶心、倦怠乏力、尿黄、苔白腻"等脾胃症状,必有肝郁之失于疏,脾湿之失于降等病机,故肝气得达,则机枢可利,气化可行,脾胃之"津液得下",且张老之"化裁"余虽未见,计其当有疏气、养肝之品益入。

17问 叶天士提出治温"在卫汗之可也,到气才可清气,入营犹可透热转气,入血就恐耗血动血,直须凉血散血。"老师在《辨杏医谈》中曾强调"到气才可清气"之"才"字,寓邪入气方可清,戒意可知,孟澍江老亦曾强调"才"字,主张只有邪入气分才可清解。但《温病专辑·严苍山案》有"在卫应兼清法,在气须兼凉血,以杜转变为上工"。此种上工治未病方法,临证宜用在未病脏腑之症状欲露未露时,须凭经验观测,如师所言甚难。对于卫分兼清,老师言邪在卫、气之间,非纯汗纯清独施收功者,此亦师言用药精纯非易事之意。不知究竟有何法可资参考?

曰 叶氏所言是正法,严苍山所言即近来有人提出之截断疗法,于理可行,但应注意以下几点。

(1)清楚疾病的发展趋势。如太阳病之后,是向阳明发展还是向少阳发展?入气分后,是顺传阳明还是逆传心包?要凭临床脉、舌、证以及该病之流行势态判断清楚,才能超前兼顾用药,截断病势发展。

(2)处方要有主次。假如病在卫,处方主要方面应放在卫而求外解,佐以清气,两者比例在9:1、8:2间,不能本末倒置,否则便无卫、气、营、血之分界,若用药成大炮机枪一起上之大围歼法,则必用三五倍于病之药,费钱费物力。

实则"在卫应兼清气"之理,在《温病条辨》中即有,如银翘散中之银花、连翘,即有清气之用,其加生地、玄参方,则已深及阴分,在书中则是随证而设,未经说明,今人才予道破,而加个名称叫"截断"或"超前用药"罢了。

18问 老师所著《瓣杏医谈》中,谈《卫气之分用药有别》,深感用药之精在于辨证,病未过卫分不宜多加气分之药,观当今之于治外感热病,动辄膏、知、芩、连,清热解毒常杂其中,方中单味夹用尚可理解,但全方未免混杂而失精纯。问之则曰:防患于未然,防外感深入气营,兼解毒可相当于抗生素功效。师以为如何?

曰 此种用药法亦有一定之理,近几年来有称之为"截断法"者。治病以疗效为求,临床决不能弃病位于不顾,必须在病位方药基础上而后谈"截断"、谈"防患于未然",而后在本病位方药中略增超前药味,如若倒置,便是"关门打死狗",此意于《瓣杏医谈》文中已有透露。所云"有一定之理",是指配伍得当,如卫分证恶寒或恶风时,解表方中夹用少量芩、栀清气,兼有高热时亦可夹用石膏如大青龙法是可取的;若表卫未罢、且无阴伤而即用滋阴药便不妥。要求用药"精纯"之说,指辨证用药得当,如表证高热兼用清气、阴虚兼用生地玄参,古人有成法,当然需要,若指卫分药气分药截然分开,则与临床症情难符,亦失辨证论治之意,有胶柱鼓瑟之嫌。至若不分表里虚实缓急,一律用清热解毒药,便与西医滥用抗生素而借防止感染为说之情相同,此情之是乎否乎,迄今尚无成论;为医者但能做到有疗效而又使患者少花钱,便是医德。

19问 温病学提出"阴气先伤,阳气独发",联系《伤寒论》"阳浮而阴弱,阳浮者热自发,阴弱者汗自出","阳浮""阴弱"与"阳发""阴伤"机理相似,但治则迥异,温病注重清热保津,伤寒重在辛温发汗。再联系后世医家对亡阴亡阳的治则,有"有形

11

之阴难以速生,无形之阳须当急固",这样看来,阴伤阳伤似乎又同时出现,但治法上体现不同,就此疑问如下:

(1) 亡阴亡阳孰先孰后?

(2) 亡阴亡阳辨治要点有哪些?

(3) 参附汤与生脉饮该如何选用?

答 (1) 对亡阴亡阳的病机,《伤寒论》只谈亡阳,温病学说建立先亡阴后亡阳之说,我认为应该是先亡阴后亡阳,最后才能有"阴不恋阳"之脱症。"阴气先伤,阳气独发"与"阳浮而阴弱",同可作为外感热病初起阶段机理("阴气先伤,阳气独发",亦为温病全程基本机理),但有同有异:桂枝汤证之发热、汗出、恶风,正与银翘散证同,其发热为"阳浮",亦即"阳气独发",其"汗出"故致"阴弱"(因汗续续出而伤津,故称"阴弱"),虽与"阴气先伤"有相似处,但有先后之别。温邪先伤阴,其伤在病发之前,寒邪先伤卫,其伤在伤而即病,此是其不同处;其临床辨别在舌红与否,口渴亦有轻重。苔白舌淡无上呼吸道症之咽痛咽干者,可用桂枝汤,《温病条辨》首方用桂枝汤即此症,若舌红咽痛渴重者宜用银翘散,亦当注意脉象之浮而数与否,尺肤之热与否以资区别。《温病条辨》原意银翘散是首方,因早春尚可有寒邪,畏寒甚于银翘散证者,故桂枝汤有可用之机,此意在《温病条辨·本论起银翘散论》中,吴氏已自作界线(以桂枝汤治伤于寒者据此论)。

阴之亡,在于:①寒邪化热,热伤阴分,温邪则原含热义,直接先伤人之阴气。②汗多或误汗亡阴;《内经》"阴在内,阳之守也",阳附于阴,阴有一丝可守之力,则阳有一丝不亡之机,故必阴亡于前,致阳无依而或越或散以亡,故我认为必阴亡于前而后阳亡者据在此。

(2) 亡阴亡阳之辨,重在脉、舌、证。在热病中,亡阴舌色红绛干裂,亡阳则舌色转淡;亡阴之汗续续而不多,亡阳则大汗淋漓且味淡(亦有因误汗而致大汗淋漓见于亡阴前者,是为亡阴原因之一),伴有气息微弱;亡阴初起多口渴、畏热,亡阳者渴不欲饮,多畏寒;亡阴者脉多数,渐趋弦细数,亡阳者脉沉微,后期可现浮大,最后出现无根脉。亡阴转为亡阳之时间有迟有速,迟者脉舌证多有参杂,速者数分钟间即变,如脉之由细数转为微细,汗之由续续转为瞬间大汗或多汗,则单用中药抢救极难。

(3)参附用于亡阳阶段,急救阳气之散越,阳回急当随症更方。生脉用于气阴两伤阶段,需辨别气阴偏颇而加味,如气虚者加黄芪,阴虚者加生地等。

亡阴亡阳治则,无非以救阴救阳为大纲,细论非数语能了。治其先者,如以桂枝汤之治营弱卫强言之,营弱即是阴受伤,表现为汗出而热不解,与"阴气先伤,阳气独发"仿佛,平其卫强,即救营弱;温病学中之辛凉清热保津,亦可与桂枝汤之芍、枣、草为护中计之理互参,但不用辛温发汗耳,银翘散加生地元参方,系为保阴更进一步,夫祛邪即是扶正,于正气尚盛时急予逐邪,即为保阴之后来计,故大承气汤在《汤头歌诀》中有"救阴泻热功偏擅,急下阳明有数条"之说,如此推之,驱邪即是保阴,阴不伤则阳有恃,然此皆防微杜渐之计,未及亡阴亡阳境界也。慢性病中亦可有亡阴亡阳之机者,但势缓而绵,多以阴虚、阳虚或阴伤、阳伤名之,且夹杂之邪多,尤以七情之贼为甚,就中以心、肝、肾三脏之阴耗为多见,临床亦宜早计,但药应中病而止,过则每碍脾运,是为从阴阳平衡着眼。至其中少数延及亡境者之救,法与热病之亡者相侔。

20 问　如何认识"阴亏阳脱"之病机?

曰　阳气暴脱病机可分为"阴亏阳脱"及"阴盛阳越"两种:阴亏阳脱为阴先由耗而亏至极,阳无依附而脱绝,多见于慢性消耗性疾病或热病后期,如肾阴不足以恋阳,阳气外脱或上越之汗出、喘促,舌多干红或淡红,脉象先而弦沉细,继而浮虚大。另一种阴盛阳越,多见于痰浊壅盛之人,阳气不能运化而致阴盛沉于下,阳气浮于上,如寒痰壅盛之喘,龙雷上越,舌多厚腻,脉先时沉紧,渐次脉紧而兼见汗出;此两者有虚及虚实夹杂之别,有肾

13

与肺、肾脾与肺之别。另有阴寒之邪中人,壅遏阳气不得伸而灭绝者,此症难见,以其多暴死,为寒中、寒毒之类。

21 问 如何区别"阴亏阳脱"与"阴伤阳发"?

曰 "阴亏阳脱"与"阴气先伤,阳气独发"是两种境界。就温病病程论,"阳气独发"指发热,在病初期,"阴亏阳脱"为温邪发热致阴亏而阳脱,在病末期,多见于热病极期之心肺功能衰竭期,是危重证候。此点病机经历,确可与"亡阴先于亡阳"对号,但两者症状则绝然不同,虽用词字义有类似之处,机理同有阴不足、阳外张,而表里有分,阴不足之程度有分,就阴阳之维系言,"阴亏阳脱"为阴阳离决,死亡前之象,"阴气先伤,阳气独发"则但平衡失调而矣,此是两者不同处。

22 问 中医临床难在认症;中医学理论抽象,学习费力,临床运用很难。回视很多名医临证,有抛开经文繁述,凭直觉定方药而每多奏效者。此种跳跃性思维,是他们大多掌握理论内涵吧?

曰 理论但示规律,学习时在掌握其诸方面后,要将其圆融为整体。临床症状确是变化多端,辨析时要将症状与理论结合,用理论指导分析清楚症状出现的机理;文字叙述虽然简单,但并非抛掉理论,否则定方用药就成无源之水。

名医治病有效,确是他们掌握了理论(经文)内涵,熟练运用,才能出现"凭直觉定方药"的现象;只有内涵清晰坚实,才能出现正确的"跳跃性思维"。科学是来不得半点虚假的,学习也必须花一定时间,费一定精力,没有捷径,至多是学习方法的运用正确与否。读一读《实践论》定有帮助。

23 问 《金匮要略·肺痿肺痈咳嗽上气》言:"上气,面浮肿,肩息,其脉浮大,不治,又加利,尤甚。"后又言"咳而上气,此为肺胀,其人喘,目如脱状,脉浮大者,越婢加半夏汤主之。"前条言不治,历代医家解释为肺痈见阳虚上越、阴虚下脱而成阴阳离决之危候,故而不治;然后条肺胀见症与前条相似,同为"脉浮大"为何前条言不治?

曰 两条文内涵之区别为:

(1)按中医研究院《金匮要略语译》本注,前条脉浮大为"轻按时感觉脉很大","再重按则指下就有空的感觉,好像脉搏没有跳动似的"。此为无根脉,就经文前条言"不治",而后条言"越婢加半夏汤主之"之意推之,则后条之浮大脉必浮大而有力,故前条主"阳虚上越,阴虚下脱",后条则主肺热壅气。

(2)前条有"面浮肿",为阳上越而水气上浮;后条有"目如脱状",为气不降而热壅上,其间症状有重与轻,虚与实之别。

(3)前条有"肩息",肩息为气浮越而致之呼吸困难所引起,加之脉无根为肺绝,故不治。临床中"肩息"而脉浮大有力,常可见于喘症之夹有肺部感染者,用清肺气、开肺郁剂可以缓解;脉无根曾屡见,缓者不过12小时左右死,其中1例虽神志清醒,亦仅10余分钟即暴死,故脉象需深究。

24问 曾观察过一些老年患者(均在70岁以上),得外感病而见舌色青,按医书记载,青舌主寒、主痛及主瘀血;对于老年患者舌见青色,是否能考虑化瘀?另外,也发现一些老慢支患者,合并感外邪病重亦见青舌,此青舌是否有痰饮内伏而致?

曰 紫黯舌是血瘀,青舌是寒凝,此为医籍定论,其中紫黯舌则当有热毒血瘀可能,不能概属于寒阻。老年人见此青舌于外感病中,必有瘀、寒病机之宿恙,包括年高后气血运行衰退机理在内,故应区别宿恙新病,尤其要注意心、肝二脏宿恙,要通过详细了解,始能用药有所照顾。老慢支患者见青舌,要考虑肺心病,由于心气心血受肺气及痰浊之壅滞,故可见到青舌;中医学中对此当然可划入痰饮病类,于此若无表证存在,径可投温化

15

方药。

25 问 近来治数例小儿菌痢,初治时因其患病前均有贪凉史,病起无腹痛、腹泻及里急后重症,而大都为高热。有一例高热达 40℃,头痛、大汗,汗透被单,口大渴,饮水后作吐,神乱惊悸,听诊肺部音较粗糙,按肺炎处理而热退神清,热退后方出现腹痛脓血便,再按菌痢处理而愈。老师对此病持何看法? 高热时能否用石膏?

曰 此症与"中毒性痢疾"极相似。毒痢在高热神昏时要退热、抗休克,甚至可用"三宝",但总要以见症为据,神清后方可转用痢药,用痢药亦当凭证,如便脓血,或在肠液中找到痢疾杆菌——此种检查需灌肠或肛肠拭子采便液,农村中尚难做到。在所述病例症状下,确当先救其急,否则便不符合辨证论治中"急则治标"的原则,且中药清热药中之黄芩、黄连、银花、连翘等均有灭菌作用,故所用治法,不属误治。一般菌痢死亡者少,疫毒痢及热痢则死亡比率高,主要为高热神昏期死亡,度过此危重期就大势已定。痢疾为湿热之邪,湿热并重者主用苦寒,湿重时主用苦辛;石膏易于冰伏,于一般痢疾中不采用,若在高热而见"四大"症时可以使用。

26 问 老师用药似非常注意气候变化、体质强弱及禀赋等,是否即是:春多风温,投银、翘;夏多湿暑,藿、佩常用;秋多燥伤,冬、地可使;冬中于寒,麻、桂酌加,按四时受邪之轻重而量药量。中医临证,是否一定要遵照四时气候变化,如歌诀有"夏咳减桂加麦味,冬咳不减味干姜"。再如瘦人火多,肥人痰多,老人阳衰,小儿阳稚,此类患者临床即使无火、痰等表现,用药可否兼顾,以防患于未然?

曰 按四时气候发病而异药,只是辨证中的一个方面。临证之时,尚需辨清体质及非时之邪的夹杂与否;如冬寒而见化热,并非必用麻、桂,秋燥而连日阴雨,便可见到伤湿,此为时邪变化之所需考虑者;病人体质亦需注意,若素体阴虚血燥,麻、桂岂能必用? 若素体肥湿,姜夏岂可不投? 总之要大气候、小气候、体质三者互参,方法是用四诊互参统率其要,不能无的放矢。至如肥人瘦人之兼顾,亦只能在正面用药时注意不使伤及而矣。

27 问 "产后有热须归芎"之说,常规认为因产后血虚有热,故当补血和血以除虚热。观今之产妇发热,未必血虚为主,有外感为热,有疫毒(感染)为热,有内伤(包括情志食积)为热,理宜辨病因用药,不该归于产后皆虚而用归芎。师意如何?

曰 (1)"产后有热须归芎",只适宜用于血虚发热之症。归芎为四物汤之半,属养血行血之用,补而不滞,虽于产后外感及情志之发热无大碍,但针对性不强,唯为增乳汁者当用。

(2)不应认定产后必虚。临床上体质实者常可见到,并非产后每方必用归芎。发热之由外邪或食滞者,归芎非主药。产后亦需辨证投药,要从祛邪而不滞邪角度着想,体实者不必用,血热者不宜用,时邪外感高热者亦不宜用,食滞者亦不必用。

28 问 现阅《温病专辑·孔伯华医论》云:"恶寒甚者,里热郁搏使然,若徒事辛温发表,不顾凉透清里,必致热势鸱张,耗伤津液,气血两燔,变症蜂起,治疗棘手,甚至偾事。"此种郁热在里之恶寒症,孔氏的辨证经验是:"凡温邪初起,苔白或黄,只要见舌尖红赤,或舌边、尖有小红点,或舌底见赤,脉象弦滑、洪大而实数,或沉伏动小而数疾,或伴嗜食凉物、喜冷饮者,即是郁热在里之明证。"老师在《瓣杏医谈》中曾言及孔老前辈成就,我则不知孔老运用石膏之经验;但知"辛凉重剂"为先贤治温常用,老师亦言大青龙加减可投于温病,温病初起恶寒重者桂枝汤可暂用,《温病条辨》亦有明文;诸家皆谓有一分恶寒,即有一分表证,故临床见温病恶寒重者,辛温可酌加于辛凉剂中,此为常法。综

17

合上述见解如下：

（1）恶寒发热而用石膏，必恶寒轻于发热，随之应有恶寒解而但发热情况。

（2）"辛凉重剂"合少量辛温法治温病初起之证，应为"卫气相加"证，其辨证要点在于有太阳表证和阳明经证。

（3）温病之恶寒发热，未及营血时酌用辛温于"辛凉重剂"中，有透邪外达之用，不仅可除恶寒之表证，还可防重剂阻碍气机而助其解热外达作用。

以上为我对"辛凉重剂"石膏合辛温法在温病中运用的认识，确否？此外，对"辛凉平剂"、"辛凉轻剂"如何运用，是否但见肺卫证即可用银翘散、桑菊饮？此时石膏的应用如何慎重？

曰　对卫、气同病已有了解之后，于下述几点仍需注意：

（1）需分清有汗无汗：卫分证已见表虚有汗，虽微恶风，可径用辛凉。已延及气分热甚而卫不解，且无汗，可用石膏伍辛温开表，《伤寒论》大青龙汤是例证；晚春及夏秋间热病，气候已温，辛温药以荆、防、香薷等即可，尤其在江南地区，麻黄需审慎，我于此大抵不用麻黄。

（2）卫、气同病，热盛无汗：无汗是表不开，热盛之机如孔氏所言"郁搏"而然，此"搏"指正邪相争，"郁"指由搏而热生，不得汗解而致郁，郁则热更甚，故与表不开有表里关系。在辨舌中，尚需注意舌面水分干涩或滑润情况，若舌苔滑润则石膏须审慎，不如用大剂银翘，加大荆芥量再益防风透表。石膏见证需有烦躁，体温多在 38℃ 以上，肌肤间虽无汗，必有灼手感，舌苔多干涩。至于石膏用量，需视患者体质、病势而定，成人常量不到 30 克则几于无效；近今见有过早及过用（指与辛温药比率）石膏之弊者。在轻证之非必用石膏者，可改用六一散。六一散原有"小白虎"之称，方中滑石力逊于石膏，但可"利六腑之涩结"而无凉遏之弊，在银翘中加大其用量，再益黄芩、山栀清里热，若为超前计，益入丹皮亦可。大抵石膏之用，以有汗为妥，无汗而用石膏，必佐辛开。孔氏治时令病方用石膏,而夹桂枝或附子于方末药旁注中,是其机括处。

（3）肺卫证之用石膏,如(2)项所述。辛凉轻剂、平剂之用,在于肺卫证之"肺"字。"温热上受",自口鼻而入,"首先犯肺",故大都有上呼吸道症状,初起时症状偏于卫者用银翘,偏重于肺系者用桑菊,但桑菊只于轻证有效,重者尚需加清肺、润肺及化痰之品,其间鼻塞而有涕者加苍耳、辛夷,咽痛重者加射干、山豆根。

29 问　临证中主症和兼症该如何区别？治则如何考虑？

日　当先弄清何为主症、何为兼症,如《伤寒论》之六经各有主症,且不同之层次亦各有主症;又如西医学诊断命名之病均各有主症,如癫痫、疟疾、菌痢等主症都很明确,似此,可分作:①疾病的主症,即此类主症往往比较稳定;②一种疾病各不同阶段的主症,如六经证候,此类主症可以转变;③疾病某个阶段不同层次的主症,此类主症变化更快。以上三类不同的主症,都是组方用药的依据,其中不同层次的主症,更是用药灵活变化的依据。从另一方面看,中医学中大都以患者的主要痛苦、及能与其他疾病鉴别之症状作为主症;主症往往不是一个症状,而是由几个症状组成,为了与单个症状加以区别,解放后有人称之为"证",或称作"证候",如麻黄证之恶寒、发热、头项痛、无汗;桂枝证之恶风、发热、有汗等。主症以外的兼见症状是兼症。主症、兼症可以转化,如麻黄证可以转为桂枝证,或转化为大青龙汤证,又如痢疾的里急后重、便脓血是主症,其伴有的发热原属兼症,但在热势发展到神志受影响的高热时,发热就转变成主症了,此时如不随之转变用药,必然要影响疾病的治愈,以至影响到患者生命,所以主症是治疗中必须抓住的主要对象,这也是辨证所在。

治则约分两种,一种是主症突出,兼症不重,治疗时要针对主症,求得主症一解,兼症随之亦解,如阳明经证之高热得退,则头昏、神志不慧、口渴、汗多等症亦解；阳明腑证之秘结得下，则发热、神昏、腹胀亦除等。另一种是主、兼症均突出，如六经病证中之太少合病和少阳阳明并病，治疗时要兼顾用药，麻黄附子细辛汤、小柴胡加芒硝汤是其例证。此就急性热病举例，慢性病中则主症兼症并重者更多。

30 问 治痢法门，喻嘉言有急开支河法，《温病条辨·中焦篇》亦有四苓合芩芍汤等，吴氏亦称开支河法。今《内科学》中无此辨治法，且畏利尿药加重津液衰竭。孰是孰非如何理解？

曰 两者俱可遵行，区别在于正气之阴分伤否，邪气之湿阻重否。病初起湿重于热，正气未伤，小便不利，舌苔白腻或罩黄，可参用淡渗分利，此吴氏自辨为"湿注大肠，阑门不分水，膀胱不渗湿也"时，故可"分阑门，通膀胱，开支河，使邪不直注大肠"，目的在于去除湿邪；后期痢疾滞下，阴分血分受伤，虽小便仍赤涩不利，不宜再用淡渗，以防重伤津液，吴氏亦言明"久痢阴伤，不可分利。"此为大概区别。临床之辨，要在舌、脉、证。如痢疾脉弦或滑，即属湿热盛，而舌苔白腻或罩黄则属热轻湿重，脉弦而小、数，苔不腻而舌红，则多为阴血受伤，再参合病期之长短，自可辨别。淡渗非痢之正治，用亦可暂不可久，此点为《内科学》不提此法之原因。

31 问 温病学者用药，常谓"轻可去实"。若危重之疾，是否可一概用轻清，又如何运用？

曰 "轻可去实"，义在调动自身抗病能力，药只起穿针引线作用，故其标准为能拨动气机，并非一概用轻药，至于病、药之间之具体轻重，多与医者识力、经验如何有关。中医古籍中素有病重药轻及药重病轻之戒，总为指出药对病之太过、不及为不当。运用"轻可去实"法，要中病，若慢性病药过轻而病不去，尚可递增药味药量，若对急性病、危重病而投药过轻，往往贻误病机。

"轻可去实"之第二种意义,在于不引起副作用,如苦寒伤胃、分利伤阴、滋腻困脾等。在危重症面前,自不宜概以"轻可去实"为托词,当与家属分析清病情危难,获得支持而投药,当然亦需斟酌医者与病者之关系,此系医者职责所在,必须妥善处理。

32 问 一月前遇到一例脾切除遗留肠梗阻症:一年内发作两三次,既往用保守治疗均可在二日内缓解,此次腹胀腹痛七日,不大便亦不能矢气,用解痉、抗菌输液,同时针刺内关、三里等穴未见好转,嘱转院手术治疗,术中证实为肠穿孔。不知肠梗阻并发肠穿孔,中医药有何法可循?

曰 中医药于胃穿孔轻症尚有一定效果,但需在有手术准备下进行口服药治疗,常用药为白及、乌鲗骨、川贝母,共捣成细粉——以指捻无粒感为度,调成混悬液灌服。此法20世纪70年代中扬州市人民医院外科曾在江苏省中医学术交流会上作过报道,13例中治愈8例。若肠穿孔,则中药缓慢误时,且肠中多秽物,一旦溃流入腹腔而不能形成包裹,则为害非浅。西医胃肠减压,亦只宜于未穿孔前,故应采用手术治疗。至于肠梗阻治疗,可对症选方,便秘或出现"旁流"者,可用大柴胡汤加味,轻者民间有口服香油一碗之方,奏效甚多;对于腹部手术引起粘连之机枢不利者,我曾用小柴胡加枳壳、黄芪缓解数例("文革"前在北京市第六医院时外科会诊)。

33 问 师于治梅核气及慢性咽喉炎时常用延胡索、炒枣仁、五味子,其理在何?

曰 梅核气主症为"咽中如炙脔"而不碍吞咽,此为一种痉挛性感觉,病在气分,多为七情郁结引起,仲师于《金匮要略·妇人杂病》中用半夏厚朴汤,是治痰气郁热而上干者,方中用苏叶行气解郁。慢性咽喉炎之非急性发作者,咽喉壁不赤而有瘰,亦常有异物感,欲咳而吐之,此病之来,除外邪而外,其内在因素亦常与情绪及免疫功能有关,正与梅核气病机有类似处,故常据辨证而伍用三药。三药中延胡索活血理气,入肺、肝、脾经,有镇静镇痛作用,用以缓解咽部不适;枣仁补肝、胆,宁心敛汗,能镇静安眠,用以安神而减思虑;五味子敛肺滋肾,对神经兴奋、抑制有平衡作用,用以调整神经,用此三药,直从本气之心、肝、肾着眼,亦从仲师于半夏厚朴汤之入苏叶,及甘麦大枣汤之养心阴抑浮阳而治虚烦之法悟出。惟临床运用时应辨清无外邪及痰热夹杂,量定患者多虑善感、情绪易于激动之阴虚气浮者为宜。

34问 曾见一老年慢性病患者,极度消瘦,精神萎靡,脉沉细若有若无(因家贫年老,未能去医院作出明确诊断),我曾断言不治,后果七日死。另见一老妪腹痛心悸,心率达200次/分,神昏不识人,脉疾而细;此患者先有神经性头痛(CT检查未发现异常),后有腹痛(肝胆B超未发现异常),便结如松子,曾予大黄泡饮未能通便,又与滋阴润肠亦未能畅通,颇有"正虚不运药"之感,因家贫,其长子又略知医术而多己见,虽有阴阳离决可能之虑,而未明言生死。

对前一患者,脉象参合形体极度消瘦,断言不治应验甚切,对后一患者当时私拟亦当七日为期,今患者已过七日,深惭此想不确,亦深感脉诊极难掌握。师意有何见教?

曰 (1)古人断言不治,仅是概率,并非真知日期,即使脉见无根,亦难定若干小时死亡,曾见一例死于10分钟后,另一例死于4小时后。今后言生死则可,确定时日则不可。死与不即死,其间因素殊多,情绪、医药、素质等均起作用,即《内经》所言死期,亦当活看,如"脉乍数乍疏者死"之言,今时活数年、数十年之久者颇多,此亦社会、医疗条件进步因素所决定。

(2)第二例患者病况未述及舌苔变化,若阴虚舌红无苔,仍可用滋阴润便药如新加黄龙汤等,若苔厚而兼心动过速达每分钟200次,则属心气不助脾而后天不运,攻补两难,逆势更著,但若此病人如在医院,有条件抢救,用输液维持营养,用中药降浊通便醒脑,或可不死,至少短期不死,亦可进一步作多方面检查,包括心功能监测等。

(3) 脉学非无根据,但需医者不断探索体会。首先要区别脉与脉之分界,从而思其机理,自可领会多多。

(问者注:第二病例舌苔初见为厚腻,而后转干涩,未入医院治疗,终于一月后死亡。)

35问 先时学脉诊无师指点,全凭对医籍中各种脉象的描述加以揣摩,或在脉与脉之间比较异同,虽有一点感悟,但难掌握。因脉象在男、女、老、幼间均不同。如成人脉一息六至为数脉,于幼儿则为平脉;再如弱脉,体弱者、年高者及某些妇女于无病时亦有,可不作病脉看待;还有僧、尼等人,脉象平时亦可与常人有异。脉学书籍及《诊断学》中均如是说,我证之临床似不尽然,是否因脉学即使师徒相授,亦有感觉不同之故?

弦脉之文字叙述,言其"如按琴瑟弦",则近细可知,言其"端直而长",则有似紧之处;滑脉圆滑流利,如珠走盘,与弦脉有矛盾的一面,与浮、沉、迟、数等脉一样有其相对独立性,老师在《辨杏医谈》中提到此意,我领会是对的,但教科书中及杂志中屡有弦滑脉同称记载,我有时切脉中亦突然冒出弦滑感觉来,是否是因启蒙教育中所接受的先入为主之故?

曰 (1) 各人有常脉,并非人人同脉,故需知其常,而后始能测其异常,此为学习脉诊时必须知之者。所谓各人之常脉,系由各人之体质禀赋不同而致,其大概情况如:瘦人浮多、弦多,肥人沉多、滑多等,此种脉在不发病时可作常脉论,一旦发病,因其与体质有关,仍需作诊病参考。学脉诊需多切脉,多分析,用"拳不离手,曲不离口"精神从事之,自然能有进步,"感觉"固然有敏钝之异,但脉与脉间之区别则必须找到,所以古人有"练指"的要求,用以提高指端的灵敏度。

一、综合部分

（2）小儿脉数与成人不同，此是不易之理，系由小儿生理之心跳较成人快而致；老人可见弱脉，但亦有洪大、滑大、弦紧之脉，此与血脂高、血管硬化有关，不能以弱脉为老人平脉，临证仍需四诊合参。

（3）僧、尼我诊亦极少，但未见其明显异于常人之象；按理而论，此类人员因有情绪固固，非相火旺即肝郁，脉应非大即弦者为多，但此亦属医者据脉分析病情之用，与常人相同。近来僧、尼人员近似职业化，情志均较开放，可直与常人同论。

（4）滑脉为根脉，无滑象即是真藏脉，故各脉均兼有之，只是临床应以所显示之其他主要脉象为依据，如弦脉中非无滑象，但为"端直"所掩，即此为主之象就是区别。弦脉与滑脉同见，非临床所必无者，如"高脂血症"——中医学中多为痰热壅盛、合并"动脉硬化"——中医学中多为肝热、肝旺之患者，在其两种情因之量度均等时，可有弦滑同见之脉，然此情非其他病所常见，故应有区别之认识。请参看《瓣杏医谈·脉学》中有关分析。

24

36 问　《濒湖脉学》中 27 种脉象，现中医临证能否全用上？临证常用脉象能否以几种脉统括 27 种脉，即能否以简驭繁？闻有"脉象检测仪器"，如何认识此种仪器？

曰　脉象之察，当详细为上，不仅分三部，亦应注意九候，必要时尚需诊及颈、足脉以察生死，以简驭繁之求是不应当的。近日谈不到 27 种脉，是中医的惰性表现，如芤、革、涩脉不是没有，而见之记录于病历者绝少。27 种脉中仅虚、实两脉可分隶在各脉中，可以略而不谈，其他各脉各有特定机理及主状，难于简赅。

现有脉象仪分不出寸、关、尺，亦分不清弦、滑脉，只能分出几种脉象，不能分出 27 种，在未能取得更高层次分析之期内，尚不能代替人为切脉操作。

37 问　《温病条辨·中焦篇》第 59 条"二加减藿香正气

散"证言:"脉象模糊"。该如何认识此脉?

曰　脉象模糊,指脉象形体不清,分不清具体脉象,甚者至数亦不清,我曾于患菌、毒血症,寒热往来一日三作,神识不甚了了之病者见之,此多为湿浊温热弥漫三焦、气机不达而致。二加减藿香正气散所列各症,亦属湿热弥漫三焦,但湿重于热,病位以中焦为主,病机以气分为主,因而升降失司,至上焦心肺气机亦受壅塞而见脉象模糊。此证之脉象模糊,大体主要表现于来、去、至、止间之模糊,脉象之或滑或大尚当可分。此脉亦可见于湿温递传心包前之犯膈期而影响三焦者,则非二加减藿香正气散单用所能胜任,当合菖蒲郁金汤等方药。前述之菌血症,用芳化苦寒(芩、连、栀),因其寒热往来一日数作,故亦参用柴胡,但两患者均系外科请会诊,热退神复后未再复诊,不知转归。

38 问　如何评价单方秘方?

曰　单方秘方之运用不离辨证,以辨证为前提方能取效。对单方秘方持全部否定是不正确的,因单方秘方传自民间,对某一病或某一症有一定疗效,与中医药起源形式相类,但传者非医,用者据证不据理,据证中亦有误讹,不分新旧、轻重,故有效有不效。我在《瓣杏医谈》中收有此类方药数十个,皆经亲历有效,故知要在辨证运用。

39 问　地道中药少,有碍疗效,有何法解决?

曰　地道药有产地、土质关系,药性与土质所含成分密切相关。我曾亲见北京昌平山区所种生地,3年后大如拳,但切片晾干则如薄纸,远非比怀庆者。江南所种黄芪,形态甚丰而效用较之口芪十不抵一,故只能加大用量。解放后中药用量十数倍于前,供销矛盾无法解决,只能寄望于就原产地加大种植范围,以求土质相同。若求之野生自然所产,不独量少,采挖亦难,已属势所不能适应。

40 问　南方"灰菜"可充食用,不知"灰藋"、"蒴藋"如何区分?

　　曰　灰菜为民间俗称,当属藜科植物藜的幼嫩全草,主要功效为清热利湿杀虫　据《中药大辞典》载:灰菜为灰藋之嫩草。嫩时可充食用,但需采茎、梗、叶俱青色者,用开水或石灰水涤过后再煮食,若叶青而茎、梗赤者,或煮不如法,往往食后中毒,我曾治过数例因食此菜中毒而罹日光性皮炎患者。蒴藋为忍冬科植物蒴藋的全草或根,《名医别录》谓其"味酸性温有毒",主要功效为祛风除湿、活血散瘀。灰菜为一年生草本,高60～120厘米,蒴藋为灌木状草本,高1～3米;两者并非一物。

41 问　"金莲花"与"金银花"只一字之差,如何区别使用?

　　曰　金莲花为毛茛科植物金莲花或亚洲金莲花的花,属草本,《本草纲目拾遗》谓其"味苦性寒无毒"。金银花为忍冬科多年生、常绿缠绕性木质藤本植物忍冬的花蕾。两者均有清热解毒作用,均有广谱抗菌作用,习惯上前者如"金莲花片",用治急、慢性扁桃腺炎、咽炎及上呼吸道感染;后者长于治疗热病,常用于呼吸道感染及化脓性炎症。

42 问　《医林改错》有"保元化滞汤",王氏谓其有治痢功效,药仅黄芪、滑石两味。滑石治湿热痢尚可理解,黄芪治痢,从所未闻,老师于此有何看法?

　　曰　此方可用于痘症之痢,然痘毒太甚者不宜,普通痢用此方宜遵方后所注变化,只用滑石至45克,不用黄芪。我以为黄芪对体质弱、劳倦而痢者尚可用,但令人体质多强,湿热、食滞之痢为多,故不宜宗此法,亦非时论所推崇。

43 问　"瓜蒌薤白白酒汤"之白酒,是否与当今含酒精之白酒相似? 古方之白酒可有别于今之"米酒"、"黄酒"?《伤寒论》中常有大黄用"清酒"洗,此之"清酒"与"瓜蒌薤白白酒汤"之"白酒"同否? 由此推论:凡中药炮制用酒,能否用今之"白酒"代之?

　　曰　古之白酒,应同于近日自酿之米酒,由科技推论,古之白酒酒度应更低于今之米酒,江南入冬后酿或购之于市之白酒,都用酒药发酵,辛味亦烈,当与古之白酒略有不同。清酒应属米酒澄清后之酒,今日本国尚以"清酒"为国酒,甚清沏,酒度极淡。炮制药物,不宜用今之高度数白酒,因其性烈易飞耗,浸药酒亦不宜用之,亦因其具有激动气血运行太猛,有违营卫运行常度,故以用黄酒为妥。此就传统酒性而言。若今勾兑之酒,酒度随之而异,但求酒精纯正,度数适当于黄酒,无其他化学物质者,用之亦无不可。

44 问　本草有载芦根能解河豚毒,但又有文献记载芦根不能解河豚毒,实验及事实均具说服力;由此类推,对于甘草、绿豆解药物中毒当如何认识?

　　曰　芦根解河豚毒,芦根应是芦笋之误。芦笋解河豚毒,宁原《食鉴本草》及《肘后备急方》有记载,原其甘凉味苦之性,用之亦无不可,但不具针对性,故后来无实例可闻可见,药店中亦无芦笋可买。

　　绿豆解毒是淀粉作用,甘草解毒是激素样作用,但其效果不理想,故此类解毒之说均属泛论,探讨时当求其针对性,应遵循近代药理,不能以点概全,此亦中医药人员应该结合现代科学而进行探究者。古人见一例而著于书,原为条件限制,非今人所宜效法,更不必加以指责。

27

45 问　对《伤寒论》第262条"麻黄连轺赤小豆汤"方中之"生梓白皮",《光明中医杂志》1996年第6期刊有李汝良同志的解释,为"籽楸树的第二层白皮"。李先生考证似乎很对。对于生梓白皮,有用桑白皮代之、亦有茵陈代之(见《医宗金鉴》注)者。药店中未见备用生梓白皮,据方组药可否另用茯苓皮或大腹皮代之?

　　曰　梓、楸按《本草纲目》言:木理白者为梓,赤者为楸,今之《中药志》载:梓树、楸树同属紫葳科梓属,而外形有差异。梓树木白,江南称为白梓,而楸树之一种"灰楸",其心材亦为白色或灰色。梓、楸白皮俱有清利湿热作用,梓白皮兼能杀虫,楸皮兼能散瘀消肿,其清利湿热之用楸逊于梓。麻黄连轺赤小豆汤原治湿热瘀里、表邪未解之发黄症,方中用梓白皮为取其清热利湿作用,《医宗金鉴》以茵陈代之,亦取清热利湿义;楸皮可代梓皮,但毕竟是两物;桑白皮清热作用不著,常规用于泻肺平喘、利水消肿,与梓皮作用不类;至于以茯苓皮、大腹皮等取代梓皮,与方义相去更远。生梓白皮药店不备,若用原方须按情取代,当以《医宗金鉴》之茵陈为妥。

46 问　一类风湿患者,手足关节呈对称肿胀,一医用火灸之法直接灼其关节肿胀部位,使灼处呈一圆形线圈状伤疤,犹如烟头烫伤状,因感染来治而问知此情。此法从所未闻,但据患者家属称效果很好,不知老师对此持何评价?

　　曰　此法称"疤痕灸",属灸法之一,针灸书籍中曾有述及,"文革"中开始盛行,对某些疾病有一定疗效。如肾炎初起灸内关、起泡留痕,可消退水肿;对腹胀亦有效;对小关节单个肿痛效果较好。其机理是:①通过刺激局部,使气血流通起到治疗作用,如灸小关节促其消肿;②引起经络间关联作用产生疗效,如内关本属手厥阴心包经,治疗水肿要通过与之互络的手少阳三焦经才能产生效果,《灵枢·邪气藏府病形第四》有"三焦病者……不得小便，窘急，溢则水，留即为胀"的记载，灸内关促进三焦功能旺盛，而后水肿得除。

47问 临证自拟方，常有与古方相合而医者不知，误为己创。如何可避免此无心之错误？

曰 此由见闻不广而来。然中医之籍充栋，不能一律要求详悉，初执业者如是，老于医者亦难避免。故对己则惟有多阅书以广识，对人则但求之于疗效，不宜以出处清晰为求。此是形势，亦是职业道德，更是处世之理。

48问 研究古医籍，当出现版本或文字有争议时，应如何处理？

曰 （1）在不能弄清有否误植或错简时，只能尊重通行本原文字义去理解，否则无法进行工作。

（2）所用底本，应尽可能用整理过的校注本（人民卫生出版社所出种类最多），因其已对各种版本、误字作过考证，参考价值高。

（3）若尚有疑问，必须根据临床经治体验，提出有合理含义的个人见解，留待与同道交流探讨。

49问 如何学习《丹溪医集》？

曰 本书据金元医家朱丹溪（其施诊区实在今浙江金华、杭州一带之南宋统治区域，因师承关系，学识为北方刘氏、李氏之学，故后人统视其为金元四大家之一。）学术思想而编，其间《格致余论》《局方发挥》《本草衍义补遗》为朱氏自著，余均参杂后人撰述丹溪学术观点、治法方药而成。其理论部分要重点理解的是"阳常有余阴常不足论"及其所倡的六郁学识。"阳常有余阴常不足论"要与"相火论"同参。我以为丹溪之旨在于针对当时的社会腐败风气而言，论中所论"古人谓不见所欲，便心不乱；夫以温柔之盛于体，声音之盛于耳，颜色之盛于目，馨香之盛于鼻，谁是铁汉，心不为之动也"，葆精之旨昭然可见。对《丹溪心法》部分要理解用药，对于滋阴药与脾胃药的运用更要领悟。丹溪临证时并未因持"阴常不足"论的观点而滥用滋阴药，反而是脾胃药、化湿舒郁药占多数，于此可见丹溪临证的辨证性，包括到天时、地域、社会、体质等各个方面。总之，不仅要知道朱丹溪被后世称为"养阴学派的倡导者"，还要看到丹溪对前代医家学术思想的全面继承与发展。

50 问　如何认识《格致余论·鼓胀论》所言的补泻两途？

曰　书中所论甚详，但证之临床，鼓胀当有实证一面，其病状类似西医学中之肝硬化腹水，属本虚标实者多，虚在脾之运化，实在气血郁瘀、水浊停滞。临床对此种恶性循环病证的治疗用药，要依据脉、色定补、泻，非单纯"补气"、"补血"一途可终事。用药若无针对性，或药与病机相悖，则虚虚实实之弊生。丹溪于论末亦言："灼知其不因于虚，受病亦浅，脾胃尚壮，积滞不痼，而又有可下之证，亦宜略予疏导。"其论中所言此病缠绵效迟及孟浪迅攻之戒，则良然而需留意。

51 问　如何认识丹溪对温燥药的评论？

曰　《太平惠民和剂局方》药多温燥。丹溪在《局方发挥》第一节中言："官府守之以为法，医门传之以为业，病者恃之以立命，世人习之以成俗"，可见当时温燥滥用成风。针对此种弊端，丹溪开养阴之先河。尽管他力纠温燥之弊，亦有公平论述，如云："气之郁滞，久留清道，非借香热，不足发行"。故学习中应注意丹溪创立"六郁"理论的一面。我曾于20世纪70年代中期在锡地治一寒痰痼结昏迷之中风患者，一周余未醒，投涤痰汤合苏合香丸，二日而苏，此即丹溪"非借香热，不足以行"之理，是知香燥非可偏废者，但在对证耳。

52 问 《傅青主女科》中用药多重肝肾,可有借鉴之处?

曰 《傅青主女科》大类清·陈士铎《辨证录》,《傅青主男科》亦然。《冷庐医话》引王孟英意见,疑其非傅氏原著,我亦有同感。但其书中所述,仍为中医之理,若病机与方药符合,原可取效,如"完带汤"即如此。妇科病在当时社会风气下,非郁即冲任不调,原与肝肾两经关系为多,故药多肝肾为当时女科特点。此外,尚需注意脾胃痰湿问题。学习借鉴《傅青主女科》时,应体会到此而灵活运用。

53 问 如何认识中医药学的继承与发扬关系?

曰 举例而言,从《内经》到《伤寒论》,再到温病学派,无不是继承与发扬的不断深入继续。就《内经》而论,其方药不过马膏、白酒和桂、半夏秫米汤、半夏汤、鸡矢醴、兰、鲍鱼汁等数方,至《伤寒论》则发展至 113 方,迨发展至清代,中医方剂可谓浩如烟海。就证候病机之一言,仲景在误汗后只说"亡阳",后人则认为先亡阴而后亡阳,此点在温病学说中有明确论述,此为历史所决定的,亦是继承与发扬关系的历史昭示。若无前人铺路,则后人无由前进。认识前人的成就与不足是继承,补充前人的所缺而创造新的成就是发扬。继承与发扬是一个事物发展过程中的两个不可分割的方面。

54 问 中医运气学说,是论天、地、人相合的学说,用此推算大运、主运、客运,在实践中准否? 有实用价值否?

曰 运气学说讲自然气候与疾病的关系。运和气是两个范围。运即如所提到的大运、主运、客运 3 种。气有主气、客气之分。运、气均是讲的气候变化:大运是指全年气候的岁运,分土、金、水、木、火五运;主运为一年中春、夏、长夏、秋、冬五季的主要气候,实际是季运;客运是指五个季节中的特殊变化气候,但其至也以每年的大运所主的五行为其初运,顺序而为二、三、四、五运,与主运所主的以木为初运,而后火、土、金、水五运有参差。由此 3 种气候(大运、主运、客运)并见于一年的 5 个季中,交互变化,就使每年每季的气候均有不同,而影响人体和发病。主气是与主运中各季气候常规相同的气候;客气是各年各季气候的异常变化,影响大运,也影响主运,12 年一变。综上所述可知,运气是可按推算弄清其规律的。但主气之至有先后,至而有太过不及,客气可以加临,且有胜、复之气而可出现反常之时,所以不能执着运气而认为必然,只能掌握其常规。学习运气后要运用辨证法去对待,就临时的实际气候而定,更不应用作预测(《内经》中运气七篇著作,近人有认为系道家参入者)。

二、《伤寒论》研究部分*

1 问 《伤寒论》第 1 条"太阳之为病，脉浮，头项强痛而恶寒"，是否概指第 2 条之"中风"、第 3 条之"伤寒"、第 6 条之"温病"、"风温"而言？*

曰（1）此条包括中风、伤寒、温病、风温之表证在内，但外邪涉太阳而见表证者不仅此 4 病，仲师书中尚有《伤寒论》第 174 条、第 175 条之"风湿相搏"证。第 174 条言"风湿相搏，身体疼烦，不能自转侧，不呕不渴"，"脉浮虚而涩"，第 175 条言"风湿相搏，骨节疼烦，掣痛不得屈伸，近之则痛剧"，且有"汗出气短"、"恶风不欲去衣"等症，其间"身体疼烦"症，与第 3 条伤寒之"体痛"相似而甚，"脉浮虚而涩"、"恶风不欲去衣"症，与中风之"汗出恶风"相似，故知其当属太阳表证。又《金匮要略·痓湿暍病脉证第二》中之痓病有"太阳病，发热无汗，反恶寒者，名曰刚痓"，"太阳病，发热汗出而不恶寒，名曰柔痓"的记载，正是在太阳伤寒、太阳中风见证基础上，加上头痛项强的增重而见角弓反张、牙关紧急、四肢拘急等症，亦属太阳表证范围。此篇中述及的"风湿脉浮身重，汗出恶风者"，亦正是《伤寒论》第 174 条、第 175 条之证。同篇还有"太阳中暍，发热恶寒，身重而痛"，"小便已，洒洒然毛耸，手足逆冷"，以及"太阳中热，暍是也，汗出恶寒，身热而渴"的暍病两组症状，已经明揭出太阳名称，证亦是《伤寒论》第 3 条太阳"伤寒"、第 2 条太阳"中风"两组症状的雷同而加重，只是外邪因素有所不同而矣。

* 本篇各条问答之后所附的《伤寒论》有关条文，均据原中医研究院编《伤寒论语译》人民卫生出版社 1974 年 3 月第 2 版第 5 次印刷本。

三、《伤寒论》研究部分

（2）从上引可见：《伤寒论》第1条所包括的不仅是伤于寒邪一病，也不仅是包括中风、温病、风温等病，自其大框而言之，风湿在表、中暍、中热等病亦均包括，总起来是包括了外感六淫之邪的表证，只因病因不同而见症不尽相同，症状亦有偏重偏轻之别，所以有些古注指出要"辨"、要"论"，要弄清辨与论两字的所指。"辨"字之义，已见于《伤寒论》"辨太阳病脉证并治"等的六经辨证的"辨"字上，实际也包括了辨清伤寒与其他外感病的区别之辨。对《伤寒论》的"论"字之义，日人丹波元简在《伤寒论辑义·综概》中引述方有执《伤寒条辨》之言曰："书曰论何也？论也者，仲景自道也，盖谓愤伤寒之不明，戚宗族之非命，论病以辨明伤寒，非谓论伤寒之一病也"，并引证程应旄《伤寒后条辨》所据《礼·王制》之言，申述"司马辨论官材，论定然后官之"之义所说的"论即论定后官之论"。

[附　本问答有关《伤寒论》条文]*

第1条　太阳之为病，脉浮，头项强痛而恶寒。

第2条　太阳病，发热、汗出、恶风、脉缓者，名为中风。

第3条　太阳病或已发热，或未发热，必恶寒，体痛、呕逆，脉阴阳俱紧者，名为伤寒。

第6条　太阳病，发热而渴，不恶寒者为温病，若发汗已，身灼热者名风温。风温为病，脉阴阳俱浮，自汗出，身重，多眠睡，鼻息必鼾，语言难出。若被下者，小便不利，直视失溲。若被火者，微发黄色，剧则如惊痫，时瘛疭。若火熏之，一逆尚引日，再逆促命期。

第174条　伤寒八九日，风湿相搏，身体疼烦，不能自转侧，不呕不渴，脉浮虚而涩者，桂枝附子汤主之；若其人大便硬、小便自利者，去桂枝加白术汤主之。

第175条　风湿相搏，骨节疼烦，掣痛不得屈伸，近之则痛剧，汗出短气，小便不利，恶风不欲去衣，或身微肿者，甘草附子汤

———————

* 凡在问中已完整引用的《伤寒论》条文，此项均不复出。后同。

主之。

2 问 《伤寒论》中之中风与温病、风温有何区别？

曰 中风病除见第 2 条之"发热、汗出、恶风、脉缓"而外，又见第 12 条之"阳浮者，热自发，阴弱者，汗自出，啬啬恶寒，淅淅恶风，翕翕发热，鼻鸣干呕"等症状，是已无伤寒麻黄汤证之表实证，明其为伤于风而化热甚于麻黄汤证，较之《温病条辨·上焦篇》第 3 条"脉不缓不紧而动数，或两寸独大，尺肤热，头痛微恶风寒，身热自汗，口渴或不渴而咳，午后热甚"之温病，其明显出入者仅一"咳"症。《温病条辨》对"恶风寒者"主以桂枝汤，是沿《伤寒论》桂枝汤证而来，而对"但热不恶寒而渴者"主以银翘散，是温病正治法。似此症状出入甚微，可见中风病病机已与温病关连，即中风之热甚、不恶寒而渴者即为温病，此点《伤寒论》与《温病条辨》描述相类，若加以咳则即为风温。

风温是温病的一种。《内经》言温病者有《生气通天论》及《阴阳应象大论》之"春必温病"，《六元正纪大论》之"温病乃作"及"温病乃起"等处，均泛指温热性质之外感病而言。降至《难经》，释《内经》"今夫热病者，皆伤寒之类也"为"伤寒有五"，分列出中风、伤寒、湿温、热病、温病。《温病条辨》则以温病统辖风温、温热、温疫、温毒、暑温、湿温、秋燥、冬温、温疟诸种热病。此种历史演变的由简到繁，辨证亦随之详细，是医学发展的表示。原中医研究院《伤寒论语译》第 6 条注谓："《伤寒论》的风温是温病误治变症，与清代温病学所说新感风邪而起的风温不同"，此说于理有欠。其第 6 条之"风温为病，脉阴阳俱浮，自汗出"已有发热内涵，若再明确"渴不恶寒"，便是《温病条辨·上焦篇》第 4 条之银翘散证。此病自不能以辛温发汗为治，误汗则可出现"身重多眠睡，鼻息必鼾，语言难出"等热重伤阴、波及神明之象，且临床仅有风温误汗而仍属温病者，未有温病误汗而成风温之说，亦不符仲师泛述各热病症状而论定伤寒之义。故中风之与温病、风温之关系为:中风初起即可见桂枝汤证,亦可见于表实证热化之时,即麻黄汤证之后;中风之热甚而兼上呼吸道症状者即为风温,风温当隶于温病范畴。

[附　本问答有关《伤寒论》条文]

第6条　(见前)

第12条　太阳中风,阳浮而阴弱。阳浮者,热自发;阴弱者汗自出。啬啬恶寒,淅淅恶风,翕翕发热,鼻鸣干呕者,桂枝汤主之。

3问　太阳病之不传经,是否可以第4条之"伤寒一日,太阳受之,脉若静者为不传",及第5条之"伤寒二三日,阳明、少阳症不见者证为不传也"框定?

曰　六经传变,不能以时日框定,外感病经太阳而入后,视机体何经之气不足而后传入。如太少合病之麻附细辛汤,即为素体少阴经气不足,致邪入太阳后即现少阴证。又如第266条"本太阳病不解,转入少阳者"之不经阳明而径入少阳;第276条之"太阴病,脉浮者可发汗,宜桂枝汤",亦为邪经太阳直入太阴者;327条之"厥阴中风,脉微浮",亦为邪自太阳内涉厥阴而然。后世对初病即见三阴经证者,称之为"直中三阴"。此之直中,实由太阳而入。太阳主一身之表,只因三阴经气不足,邪入迅速,临床细询,仍可知有恶风寒之过程,但短暂耳。

《伤寒论》中第4条、第5条之言,源于《素问·热论》之"伤寒一日,巨阳受之"、"二日阳明受之"、"三日少阳受之"等六日传六经之说,但同篇尚有"七日巨阳病衰"、"八日阳明病衰"之述,《伤寒论》第8条亦有"太阳病,头痛至七日以上自愈者,以行其经尽故也"及"若欲作再经者,针足阳明,使经不传则愈"之说。于此可见,太阳病可以在七日以后再传阳明,并非必是"二三日阳明、少阳症不见者,为不传也"。又如第10条有"风家表解而不了了者,十二日愈"之言,可见太阳病可十二日仍在而未传他经;其他从第16条之"太阳病三日,已发汗,若吐、若下、若温针,仍不解者",第 23 条之"太阳病,得之八九日",第 74 条之"中风发热,六七日不解而烦"等条文联看而析之,仲师并未框定二三日必传阳明、少阳,亦未框定以后不传他经,故对条文必须活看,总需根据临床见症而定。惟有"脉若静者为不传"句,在三阳经热病之传变中可作依据,因为此之脉静属症情之一,但此之脉静,亦只是对 3 条"脉阴阳俱紧"而言,临床尚需排除体虚因素,若阳虚、气虚患者,虽感受外邪,亦可见到脉不浮不数之象,只是此类患者少见而矣。

[附 本问答有关《伤寒论》条文]

第 4 条 伤寒一日,太阳受之,脉若静者为不传;颇欲吐,若躁烦,脉数急者为传也。

第 5 条 伤寒二三日,阳明、少阳症不见为不传也。

第 266 条 本太阳病不解,转入少阳者,胁下硬满,干呕不能食,往来寒热,尚未吐下,脉沉紧者,与小柴胡汤。

第 276 条 太阴病,脉浮者可发汗,宜桂枝汤。

第 327 条 厥阴中风,脉微浮,为欲愈,不浮为未愈。

第 8 条 太阳病,头痛至七日以上自愈者,以行其经尽故也。若欲作再经者,针足阳明,使经不传则愈。

第 10 条 风家表解而不了了者,十二日愈。

第 16 条 太阳病三日,已发汗,若吐、若下、若温针仍不解者,此为坏病,桂枝不中与之也,观其脉症,知犯何逆,随症治之。桂枝本为解肌,若其人脉浮紧、发热、汗不出者,不可与之也,常须识此,勿令误也。

第 74 条 中风发热,六七日不解而烦,有表里症,渴欲饮水,水入则吐者,名曰水逆,五苓散主之。

4 问 《伤寒论》第 6 条风温病误治中"若被火者"与"若火熏之"两句同义否?

曰 前句"若被火者",指误用火灼、灸等误治法,故后文有被火后的"微发黄色,剧则如惊痫,时瘛疭"等误治见症;此句之

37

"若"作如果义解。后句"若火熏之",为"如惊痫,时瘈疭"症状的形容词;此句之"若"作好象义解;原中医研究院《伤寒论语译》本对此句语译为"如果误用火熏法治疗温病",断句亦在"时瘈疭"后,而不在"若火熏之"后,是误会。观后文"一逆尚引日,再逆促命期"句,可知是指"若被下者"、"若被火者"二逆,不包括"若火熏之"的第三逆。且该语译本之解,亦属误治法之重复,于义为赘。

[附 本问答有关《伤寒论》条文]
第6条 (见前)

5 问 太阳病"发于阳七日愈,发于阴六日愈"可确信否?

曰 《伤寒论》第7条对此的解释是:"以阳数七,阴数六故也"。此意源于古代数学以奇偶分阴阳,一、三、五、七、九属阳,二、四、六、八、十属阴。其初与疾病之愈日无关,六七之说当为临床观察之约数而来,否则,何以不定三、五或八、十之阳与阴为愈日,故不可拘泥。此条当从"病有发热恶寒者,发于阳也,无热恶寒者,发于阴也"着眼,发热恶寒与无热恶寒是症状上之区别,临床常可一般情况下见到无热恶寒之表证较发热恶寒之表证为轻,故可早愈。但尚需留意正邪双方之轻重对比情况,若正盛邪亦盛,出现症状自是发热恶寒之阳象,但此非必定七日可愈者,甚且有传他经之可能;若邪盛正虚,体机不能聚力对抗病邪,亦可见恶寒期长、四肢不温一二日后发热且甚重者,此一病势传变多繁,甚则可直入三阴而见发热旋即神昏之危症,余初学医时曾患之,似此自非六日可愈者。惟正盛而邪气甚微,邪初犯表而略感恶寒,正气之对抗达不到发热程度者可于二三日间自解,惟此庶几近乎"发于阴者六日愈"之说。故总需据临床症情转变为定。本条连第8条之"若欲作再经者,针足阳明,使经不传则愈"句看,亦足为不能定七日必愈、甚或有传经可能之证明。

[附　本问答有关《伤寒论》条文]

第7条　病有发热恶寒者,发于阳也,无热恶寒者,发于阴也。发于阳
　　　　七日愈,发于阴六日愈,以阳数七,阴数六故也。

第8条　(见前)

6 问　《伤寒论》第9条"太阳病,欲解时,从巳至未上"之
言,究作何解?

曰　巳与未均指时辰。古以一昼夜24小时分作12个时
辰,每一时辰合2小时,以午夜23点至次日1点为子时,1～3
点为丑时,此后顺序为寅、卯、辰、巳、午、未、申、酉、戌、亥各时
辰。巳时为上午9点起,经午之11～13点,未时尽于15点,太
阳病之恶寒发热、头项强痛等症,经此6个小时不再作,自是病
解现象。古人对此条解释为:"巳午为阳中之阳,故太阳主之,至
未上者,阳过其度也。人身阴阳,上合于天,天气至太阳之时,人
身太阳之病得藉其主气而解,此天人感应之理也"(《伤寒来苏
集》);"巳、午、未时为阳中之阳,太阳病解,必从巳至未,所谓阳
受病者必阳气充而邪乃解也"(《伤寒贯珠集》)。此类解释合于
《内经》阴阳消长,阳充邪退,经气主时则经气旺而邪退之理。如
《素问·生气通天论》有"平旦人气生,日中而阳气隆,日西而阳
气已虚"之记述,《素问·脏气法时论》亦对各脏疾病有愈、持、死
的季节及慧、甚、静之时间记载,原其所据,当从临床症状之消退
情况反馈而来,故仍当以临床症状之实际变化为依据。若正邪
交争甚剧,则经气当令之时,正是症状明显之时,如临床常可见
阳明病经、腑症均可于15～20点时明显,甚至有神昏、谵语、狂
躁者,故六经病欲解之言,当以正邪力量对比为转移,不能以"欲
解时"为定论。

7 问　《伤寒论》第10条"风家表解,而不了了者,十二日
愈"之说确否?

答　此条原文,当指太阳中风经表解治疗后之十二日,非指太阳病后之十二日。原中医研究院《伤寒论语译》本根据《伤寒条辨》之说,解为"十二日为六经行尽之时,所以可以痊愈",与第8条"太阳病,头痛至七日以上自愈者,以行其经尽故也"之意相矛盾。第8条以太阳一经行尽于七日,而解本条六经行尽为十二日。究以一经行尽为二日,抑或一经行尽为七日乎? 从知《伤寒论》并未认定一日传一经之说,如第8条之义,在七日内尚有太阳病,并有传经之可能,第10条则指中风经表解而不了了者,十二日左右可愈,不是指定愈于第十二日,仲师只是据临床症状之转变而言其约数。此情临床亦多有可见者,或三日、或七日而痊愈,总以自身正气之修复为动力,后人正不必死于句下。

8 问　《伤寒论》第11条"病人身大热,反欲得衣者,热在皮肤,寒在骨髓也;身大寒,反不欲近衣者,寒在皮肤,热在骨髓也",是否指太阳表证而言?

答　本条自其前后对待设词而言,并非指太阳表证,而系就外感热病之寒热情况、判断其在内在外,系真寒假热或真热假寒之诊断方法。所谓"皮肤"、"骨髓",只是指内外,谓皮肤为外,骨髓为内。若用以指太阳表证,则外感初起多恶寒欲近衣被,化热后则发热而不欲近衣被,岂得以"寒在皮肤,热在骨髓"或"热在皮肤,寒在骨髓"为言乎。此条所言之况,于临床必有一段症状稳定时间,非半日或一日即变化而成者。寒热真假之判断:于本条所述之欲得衣或不欲得衣而外,尚需参以脉、舌情况,若恶寒而不欲近衣,脉浮取虽微,沉取滑或劲,舌质红绛者,定是真热假寒,反之若恶寒欲得衣被,脉浮取沉取俱微或细,舌淡苔白或滑者,则为真寒假热。

9 问　《伤寒论》12条,"阳浮而阴弱"句,古人多以脉象为言,或以寸为阳、尺为阴,或以浮取为阳、沉取为阴。何者为准?

曰 本条首言"太阳中风",第2条"发热,汗出,恶风,脉缓者,名为中风"中之"脉缓",即本条之"阳浮而阴弱",指浮取浮大而沉取不足,以区别于第3条伤寒之"脉阴阳俱紧",此是桂枝汤证应见常脉,合《温病条辨·上焦篇》第3条温病之"脉不缓不紧而动数,或两寸独大"脉象描述而观之,知此两缓字无别。《伤寒论》第2条之缓,并非指一息四至之缓脉,《温病条辨》上条之缓,亦非指一息四至之缓,均指脉之宽大而言其热象也,亦知可有寸脉大而尺脉不大之表虚证。故本条之"阳浮而阴弱",言其为浮取沉取或寸脉尺脉之见可以两存。但又有进一层可探索者为病机,本条下文言"阳浮者热自发,阴弱者汗自出",有阳气浮于外故发热、阴气弱于内故汗出之义,与第53条"病常自汗出者,此为营气和,营气和者,外不谐,以卫气不共营气谐和故尔"之用桂枝汤联看,本条之阳与阴是指卫与营,"阳浮而阴弱"是指卫强于营的相对情况,并非营气真不足之"阴弱",故可用小发其汗之法调和营卫,此正与桂枝汤"调和营卫,滋阴和阳,解肌发汗"(原中医研究院《伤寒论语译》本语)之用合拍。再从踵此之第13条,复列"头痛,发热,汗出,恶风者,桂枝汤主之"文之重出桂枝汤症状看,是本条有强调病机之意。由此而论,对本条之"阳浮而阴弱",不仅要理解其脉象之所指,亦需理解其病机变化,庶可领会桂枝汤之正确运用。

[附 本问答有关《伤寒论》条文]

第12条 (见前)

第2条 (见前)

第53条 病常自汗出者,此为荣气和,荣气和者,外不谐,以卫气不共荣气谐和故尔。以荣行脉中,卫行脉外,复发其汗,荣卫和则愈,宜桂枝汤。

第13条 太阳病,头痛,发热,汗出,恶风者,桂枝汤主之。

10 问 第14条之桂枝加葛根汤与第31条之葛根汤,方中药味、药量相同而症不同,如何作出区别?

曰 两条相同之症为"项背强几几",不同之症为:第 14 条为"反汗出恶风",第 31 条为"无汗恶风",自其有汗、无汗而计之,第 14 条方应无麻黄,盖历来以有汗用桂枝,无汗用麻黄为准,林亿、朱肱均言之矣。对"项背强几几",原中医研究院《伤寒论语译》本注之曰:为"足太阳经行于背,风邪侵入,经气不舒,因而津液不能上达,经脉失于濡养"所致,实则即为邪热伤津所致之经脉失濡而起。葛根甘凉生津,舒养筋脉,是治"项背强几几"主药,第 14 条有桂枝汤之表虚证,故只宜桂枝汤加葛根为准,条文于此汤名已作明确表示,第 31 条有"无汗恶风"之表实证,故用麻黄,其方中药物相同应系流传中抄写之误。

[附 本问答有关《伤寒论》条文]

第 14 条 太阳病,项背强几几,反汗出恶风者,桂枝加葛根汤主之。

第 31 条 太阳病,项背强几几,无汗恶风,葛根汤主之。

11 问 "太阳病,下之后,其气上冲者,可与桂枝汤""若不上冲者,不得与之",其理何在?

曰 此条"下之后"为误下。太阳病误下,邪可内陷而为懊烦、为痞、为结胸等症,今无此诸变症而但言"其气上冲",是邪有还表之象,而未内陷,故可用桂枝汤外解,但用桂枝汤,需以有桂枝汤之恶风、自汗、发热等外症为条件,若无桂枝汤证而但"其气上冲",则邪与水气相结之"欲作奔豚"者亦有之,故"其气上冲者"并非是用桂枝汤之惟一准则,当以第 16 条之"知犯何逆,随症治之"为法;亦当与第 166 条之"胸中有寒"用瓜蒂散吐之法作区别:本条桂枝汤证具而且有误下史,第 166 条虽言"病如桂枝症",但无头痛、项强,脉亦只有寸微浮,实则不具桂枝汤证,且无误下史,虽有"气上冲咽喉"之类似本条之"其气上冲",实为寒痰内结兼表证。《伤寒论》于此无舌象区别之文,计当有白腻或滑苔而舌不赤,而本条之苔当薄白、舌当较赤也。

[附　本问答有关《伤寒论》条文]

第15条　太阳病，下之后，其气上冲者，可与桂枝汤，方用前法。若不上冲者，不得与之。

第16条　（见前）

第166条　病如桂枝症，头不痛，项不强，寸脉微浮，胸中痞硬，气上冲咽喉，不得息者，此为胸有寒也，当吐之，宜瓜蒂散。

12问　第16条太阳病"已发汗，若吐、若下、若温针，仍不解者，此为坏病"之后言"桂枝不中与也"之说，是否可视为绝对如此？

曰　自"此为坏病"句观之，必指误用汗、吐、下、温针而来，其中汗法为太阳表证正治法，只是有汗之太过或汗出不彻等不当情况，医因用汗法病不解，不求其汗之量当否，不审其症状转变如何，而转用吐、下、温针等法以求病除，致成坏病。于此当"观其脉症，知犯何逆，随症治之"，此之"随症治之"中，自有"桂枝不中与"之情在，但亦不能绝对排除不复用桂枝汤。如第45条"太阳病，先发汗不解而复下之，脉浮者不愈"，"当须解外则愈，宜桂枝汤"之复用桂枝；又如第91条之"伤寒，医下之"，"清谷不止，身疼痛者"为坏病，经"急当救里"后而"身疼痛，清便自调者，急当救表"，"救表宜桂枝汤"之复用桂枝，均在"知犯何逆，随症治之"之例。又本条后文指出："桂枝本为解肌，若其人脉浮紧、发热、汗不出者，不可与之也"，是因证本麻黄而误与桂枝，致成发汗量不及之举例，此时如麻黄证仍在，当仍以麻黄汤续发其汗，不宜更张用吐、下治法。此情与第45条所言误治之性质相同，则是见证有桂枝、麻黄之别。

[附　本问答有关《伤寒论》条文]

第16条　（见前）

第45条　太阳病，先发汗不解，而复下之，脉浮者不愈。浮为在外，而反下之，故令不愈。今脉浮，故在外，当须解外则愈，宜桂枝汤。

第91条　伤寒，医下之，续得下利，清谷不止，身疼痛者，急当救里；后

43

身疼痛,清便自调者,急当救表。救里宜四逆汤,救表宜桂枝汤。

13问 第18条断句,原中医研究院《伤寒论语译》本为"喘家作,桂枝汤加厚朴杏子佳。"《伤寒来苏集》为"喘家作桂枝汤",《伤寒论辑义》为"喘家,作桂枝汤"。究以何者为准?

曰 "喘家",指平素有咳嗽喘促病患者,如近时所称之慢性支气管炎、肺气肿等病之患者,因其频有发作,故称"喘家",断句在"作"字后,则义为喘咳发作,此非定能用桂枝汤加厚朴、杏子治者,以其不一定出现桂枝汤证,而有风寒、风热之外邪等不同,有肺燥、痰湿等内在体质之不同。若断句为"作桂枝汤",则平素有喘咳之疾而新又见桂枝证之义可见,《伤寒来苏集》断句义亦同此,桂枝加厚朴杏子汤自是可用,以桂枝汤治桂枝证,以厚朴、杏子通降肺胃之气,义理俱畅达明白,故以"喘家,作桂枝汤,加厚朴杏子佳"断句为顺。但对恶风发热,汗出脉缓而喘咳之症,后世方药甚多,正不必限于本条之桂枝加厚朴杏子汤,视其表证所感之邪与喘咳久暂,而于辛温、辛凉、清肺、化痰,降气平喘药中选味组方,自多对症余地,此当自《金匮要略》"肺痿肺痈咳嗽上气"及"痰饮咳嗽病"等篇寻绎始。

14问 第19条云"服桂枝汤吐者,其后必吐脓血"可必否?

曰 服桂枝汤而吐,有药误与非药误之不同原因。其误者,必素有湿阻或胃热,致胃气不降,得甘温而吐如"酒客病"条所述,是药未扣紧病机。其非药误者,如患者素恶药气,或素体虚弱,或病邪犯胃而已蕴蕴泛恶,是则不独服桂枝而吐,服他药亦吐,当于服法变化中求其药能下咽,如用小量频服法、舌面姜擦法等;且吐可致小汗,若药对症,可以因吐致汗而病解,此类自非药误。于此见"吐脓血"非必定之词,惟阳热盛者、肺胃素有痈脓者可或见此情,仲师只于此作预诫耳。

[附 本问答有关《伤寒论》条文]

第19条 凡服桂枝汤吐者,其后必吐脓血也。

15 问 第20条"太阳病,发汗,遂漏不止,其人恶风,小便难,四肢微急,难以屈伸者,桂枝加附子汤主之"。原中医研究院《伤寒论语译》本云"本条叙述发热过度而阳虚的治法"。此条病机究为阳虚否?

曰 言"发热过度而阳虚",是据本条桂枝加附子汤之用而解,其着眼点在"发汗,遂漏不止,其人恶风"一组症状上,此组症状,确为阳不固表、玄府不闭而致漏汗,恶风则为玄府不闭而然,与初感外邪之恶风有性质上的不同,但后文之"小便难,四肢微急,难以屈伸"一组症状,则明示为过汗耗伤津液之表现,并非单纯为表阳不固,此于第14条之"项背强几几"为"经脉失于濡养",第29条之芍药甘草汤治"脚挛急是由于筋脉缺乏,阳气温煦和阴液濡养"的注解可证,亦可从第22条之误下后"若微恶寒者,桂枝去芍药加附子汤主之"的注解——用附子在于"以固护阳气",而其见症在于仅有"微恶寒"及兼有"脉促胸满"之阳虚邪陷证可证。统本条两组症状而言,阴阳两虚之内在病机显然可见,《素问·阴阳应象大论》有"阴在内阳之守也,阳在外阴之使也"之言,夫汗为阴津所化,今误汗,是阴已先伤,阴伤不能为阳守,阳气独发过盛,致玄府启不能闭而成汗漏,重伤阴液者必矣,此时以附子固卫阳以闭玄府固有理,然奈阴津之亡何? 是救阳而不救阴也,且病热,附子亦温热,重热则阴必耗,即使汗漏止后,于"小便难,四肢微急,屈伸不利"之恢复必迟迟矣,故必以救阴液而固卫阳并举庶可,不宜以救阳为单纯着眼点,亦不宜囿于桂枝加附子汤也。

《伤寒论》条文多重主救阳,言救阴者少,温病则主阴伤于前而后阳伤,故先主救阴,此异源于历史。如本条之汗漏,必也源于误汗、过汗,此误自《伤寒论》所及之治法言,则有火熏、烧针,自方药言则有麻黄汤,后世对火熏法已基本摒而不用,于麻黄发汗则创改甚多,如《备急千金要方》之葱豉汤,《证治准绳》之九味羌活汤,《太平惠民和剂局方》之香薷饮等,无不为避麻黄汤之过汗而设,迨至《温病条辨》,则径以辛凉法易辛温发汗治温热表证,漏汗之由于过汗者于以渐少,为医者当体此情于今日之临床也。

[附 本问答有关《伤寒论》条文]

第20条 太阳病,发汗,遂漏不止,其人恶风,小便难,四肢微急、难以屈伸者,桂枝加附子汤主之。

第14条 (见前)

第29条 (见前)

第22条 若微恶寒者,桂枝去芍药加附子汤主之(此条实为21条之续文,21条原文见后)。

16问 21条太阳病误下后,出现脉促胸满之机理如何?

曰 此为误下损伤胸阳,表邪内陷未成结胸之症,邪内陷故胸满,损伤胸阳,阳欲布不得故脉促,此之促脉,当有如《伤寒溯源集》所云"即急促"之义,为后脉踵前脉甚促,其后稍间,非仅为常言促脉之"数中一止"也,其稍间时间不足一脉波之起伏时间,此为阳郁欲布不得之象,较之《濒湖脉学》所言"时一止复来"之促脉稍有区别,其原因为热结气血则有同于《濒湖脉学》所言者,故本条后文用方为桂枝汤去芍药之酸敛,但以桂枝汤助阳气之布发,然自今计之,阳郁而不布之另一面,未可必无阴不济阳之机,若以丹参之通易芍药之敛,则可以两顾。续文第22条之"微寒",为因表阳不足而加附子,然其"脉促胸满"、阳郁于内之机仍在,尤需虑及此层病机。

[附 本问答有关《伤寒论》条文]

第21条 太阳病,下之后,脉促胸满者,桂枝去芍药汤主之。

17问 第23条用桂枝麻黄各半汤小发其汗之病机如何?

曰 本条应作三截看:自"太阳病,得之八九日,如疟状。发热恶寒,热多寒少,其人不呕,清便欲自可,一日二三度发,脉微缓者,为欲愈也"为一截,此截是后文另两截之基础;自"脉微而恶寒者,此阴阳俱虚,不可更发汗、更下、更吐也"为第二截,此截较之第一截症状,有变第一截之"脉微缓"为"脉微",变第一截之"发热恶寒,热多寒少"、"一日二三度发"为"恶寒",其性质为"阴阳俱虚",故不可更行汗、吐、下法。由此二截比较而推论之:

1. 第一截之"为欲愈",只是言病势之趋向,并非不予治疗,就其症状言,"如疟状,发热恶寒,热多寒少"极似少阳证,此即病未痊愈之象,仍需投药之证,但"其人不呕"、"一日二三度发",又与少阳证有异。临床症似少阳而病机异者约为:

(1) 湿温弥漫三焦或气营两燔者可见"发热恶寒,热多寒少,一日二三度发"之象,但自本截之"脉微缓"核之,及"为欲愈"句反推之,其"发热恶寒,热多寒少"之势必轻微,故可排除此病。

(2) "营卫不和"亦可见此组症状,如上述"脉微缓""为欲愈"句推其症势轻微,则本证正属"营卫不和",故可考虑用桂枝汤变化小和之法。

2. 第一截之"脉微缓"之"微",与第二截之"脉微"之"微"应有区别。第一截之"微"如钱潢所言"微者,非微细之微,言较前略觉和缓也",有"稍"、"略"之义,故为"欲愈"之势,第二截言"脉微而恶寒",且定其性质为"阴阳俱虚",则此"微"直为微细之微,是阳不足征,故当温法主之矣。

3. 第二截之"脉微而恶寒",虽曰"阴阳俱虚",但加以"其人不呕,清便欲自可"症状而计之,当为阳虚甚于阴虚,云其"不可更发汗、更下、更吐"者固然,但应救其阳气,其治法自第20条、第22条之义观之,可仿桂枝加附子汤。

自"面色反有热色者,未欲解也,以其不能得小汗出,身必痒,宜桂枝麻黄各半汤"为本条第三截。此言在第一截症情基础上见"面色反有热色",此"热色"指面赤,同见之"身必痒"症之所来，自其"不能得小汗出"句推之，当尚有无汗症。阳气欲复于表而不得透达，故身痒，阳气郁而不达则为热，热故面色赤，此皆因"以其不能得小汗出"而然。自此复推论第一截之症情中，当非无汗者，是则第三截较之第一截症状，又有无汗与有汗、热轻与热重之别矣；无汗，故以桂枝麻黄各半汤发小汗，得小汗则诸症解矣。桂麻各半汤，实为取桂枝汤量、麻黄汤量各 1/3 而合之。所谓各半，指本方之半为桂枝汤、半为麻黄汤，非指取桂枝汤、麻黄汤量之各半也。此方风寒两解而发汗甚微，但求玄府之通达耳。

[附　本问答有关《伤寒论》条文]

第23条　太阳病，得之八九日，如疟状，发热恶寒，热多寒少，其人不呕，清便欲自可，一日二三度发，脉微缓者，为欲愈也；脉微而恶寒者，此阴阳俱虚，不可更发汗、更下、更吐也；面色反有热色者，未欲解也，以其不能得小汗出，身必痒，宜桂枝麻黄各半汤。

18问　第24条"太阳病，初服桂枝汤，反烦不解者"何故？

曰　太阳病而服桂枝汤，必指为太阳中风症。烦字有"热、头痛"义（《说文》烦字解），有"闷"义（《史记·扁鹊仓公列传》"病使人烦懑"），有"躁"义（《素问·生气通天论》"烦则喘咳"），亦有忿争义（《左定二年传》"啧有烦言"）——（各注均据《中华大字典》烦字条所引），是为头胸闷懑不舒而不安也，初进桂枝汤而见此症，是热盛而正邪抗争剧烈之故，必也为太阳中风之热重症，桂枝亦属辛温，邪热得温而盛，则"烦"见矣，故"刺风池、风府"泄风热，复与桂枝汤，得"遍身絷絷微似有汗"则邪可解。以上为从原文推理如此，若从温病学言，则正当银翘散之病机，即使中风病热盛而仍微恶风寒者，亦可从辛凉合辛温法，自无"反烦"之症出现。以此视第25条之"服桂枝汤，大汗出，脉洪大者"之仍用桂枝汤，及"若形似疟，一日再发"而有"脉洪大"之用桂枝二麻黄一汤,均为热重而复用辛温,只于药量之轻重缓急间调整,总有背城借一之险,惜乎当时尚未有辛凉解表法也。

[附 本问答有关《伤寒论》条文]

第24条 太阳病初服桂枝汤,反烦不解者,先刺风池、风府,却与桂枝汤则愈。

第25条 服桂枝汤,大汗出,脉洪大者,与桂枝汤如前法。若形似疟,一日再发者,汗出必解,宜桂枝二麻黄一汤。

19问 26条"服桂枝汤,大汗出后,大烦渴不解,脉洪大"诸症,是否系用桂枝有误而然?

曰 本条与前面第24、25条,均属太阳中风之热重症而误用桂枝者,余于前问言之矣,但此条有"大汗出"、"大烦渴不解"症,必兼见汗后伤津之舌红苔涩,用白虎加人参汤,开后来温病学用白虎汤变化思路。就《伤寒论》著作时代条件及本义较之,第25条有"大汗出,脉洪大",而无本条之"大烦渴不解",是本条用白虎加参而第25条仍用桂枝之区别点,亦有伤津与未伤津之区别,此一思辨,是学习《伤寒论》原文不可忽者,因其可以由此知医学之发展,更可由此联解后世治疗外感热病之辨治思路,原由于《伤寒论》所启示也。

[附 本问答有关《伤寒论》条文]

第26条 服桂枝汤,大汗出后,大烦渴不解,脉洪大者,白虎加人参汤主之。

20问 第27条之"发热恶寒,热多寒少"与第23条同,第23条之"脉微缓"为欲愈而不出治法,与第27条之"脉微弱"而用桂枝二越婢一汤,其间有何区别?

曰 需深辨思者有二点:

1."脉微缓"与"脉微弱"之涵义。第27条之脉微弱较第23条之脉微缓,于字面分析似乎正气更弱,热势更低,而桂枝二越婢一汤中用石膏,又似乎非热势低者,连后文"此无阳也"句观

49

之,则石膏未可用也,实则不然。盖第23条之"脉微缓",即太阳中风证之"脉缓",第27条之"脉微弱",即桂枝汤证之"阳浮而阴弱"之弱,其"微"字义,同为稍微之微,系与脉紧相对而言,而非微细之微,故"缓"与"弱",均为脉象之宽大、沉取不足而浮取有余之形容,此脉并非不数,亦并非无热,余于第23条之"为欲愈也"已言其为示病势之趋向,并非不予治疗之意见,并言及第23条之"恶寒发热,热多寒少"之有汗者为营卫不和,可用桂枝汤小和之,其无汗而热稍重者,正用桂枝麻黄各半汤小发其汗而两解风寒,以第27条桂枝二越婢一汤之有石膏较之,则本条之热,有甚于桂枝麻黄各半汤者。

2．"此无阳也"之涵义。此句若真指为无热、无阳,则与桂枝二越婢一之用石膏有悖,盖此句与第63条之"汗出而喘,无大热者,可与麻黄杏仁甘草石膏汤"有共同处,63条之"无大热"不是真无热,是因汗出而肤表不甚热,其热郁于肺,本条之"此无阳",亦指肤表无阳,因其有"恶寒",表未尽解而热郁于里,亦不是真无热、真无阳,此种病机与大青龙汤、麻杏甘石汤有相类处,此于同有麻黄、石膏处可见,但其病位、病势轻重有不同,故"此无阳也"句只是指表阳不足,为"不可发汗"设,此之"不可发汗",亦只是指不能发大汗,而非指不能通达表气。不如此领会,则不仅石膏无着脚处,麻黄、桂枝亦无着脚处也。

[附 本问答有关《伤寒论》条文]

第27条 太阳病,发热恶寒,热多寒少,脉微弱者,此无阳也,不可发汗,宜桂枝二越婢一汤。

第23条 (见前)

第63条 发汗后,不可更行桂枝汤;汗出而喘,无大热者,可与麻黄杏仁甘草石膏汤。

21 问 第28条:"服桂枝汤,或下之,仍头项强痛,翕翕发热,无汗,心下满微痛,小便不利者,桂枝去桂加茯苓白术汤主之。"原中医研究院《伤寒论语译》本方解云："本方桂枝去桂应当是去芍药。因桂枝可以解表,芍药酸敛,所以心下满可去芍药。"其说确否?

曰 本条服桂枝汤后而表实证不解,是原为伤寒而用桂枝,故不解,续而复用下法或未用下法而见"心下满微痛,小便不利",是误下后表邪内陷,或邪自入里,致胸脘、膀胱气化结滞,是表实未解而邪已内陷之证。自用药之"加茯苓、白术"观之,当有邪与水结之情。对此条,成无己《注解伤寒论》但言"与桂枝汤以解外,加茯苓白术利小便,行留饮也",不言"去桂";钱潢《伤寒溯源集》,以为"治之以桂枝去桂加茯苓白术汤,未详其义,恐是后人传写之误","即或用之,恐亦未能必效也";《医宗金鉴》则直言"去桂当是去芍药"之误,故原中医研究院《伤寒论语译》本方解之言,确而可从。

此证若兼见喘咳,便是小青龙证,若见渴而口躁烦,便是五苓散证,联观第 151 条"脉浮而紧,而复下之,紧反入里,则作痞"之言,则里证重于表证之情见于本证者,亦可考虑泻心汤法。临床于此类变化,但以见症为据而辨治,不限于桂枝去芍药加茯苓白术汤也。

[附 本问答有关《伤寒论》条文]

第 151 条 脉浮而紧,而复下之,紧反入里,则作痞,按之自濡,但气痞耳。

22 问 第 30 条"症象阳旦,按法治之而增剧"句后所列诸症,究自何故来?

曰 本条为第 29 条之病机及救治解释,当联看。本条之"症象阳旦",即指第 29 条之"脉浮,自汗出,小便数,心烦,微恶寒,脚挛急"等症。此症并非真"阳旦症"。"阳旦"症见于《金匮要略·妇人产后病脉证治》篇,为"头微痛,恶寒,时时有热,心下闷,干呕,汗出",较第 29 条少"小便数"、"脚挛急"二症;"心下闷"在第 29 条为"心烦"。第 29 条之"脉浮,自汗出"、"微恶寒"为表虚证,但"小便数,心烦","脚挛急"为热扰于内而伤津液,所以第 29 条言其病机为"寸口脉浮而大,浮为风,大为虚,风则生微热,虚则两胫挛"。称其"病形象桂枝"而实非桂枝证,故第 29 条言"反与桂枝汤,欲攻其表,此误也"。然第 29 条所言之桂枝汤,于第 30 条有"因加附子参其间,增桂令汗出"的详细说明,故知实为桂枝增桂加附子汤,而非桂枝汤原方,因其已伤及津液,故用此汤"得之便厥",且见"咽中干,烦躁,吐逆",以及第 30 条所言之"阳明内结,谵语烦乱"等症情。第 30 条析其理在于"增桂令汗出,附子温经,亡阳故也",明确指出了由于热重内陷而"阳明内结",增加了气阴两伤程度所致,故以甘草干姜汤之甘草量倍于干姜而缓中止呕逆,以芍药甘草汤酸甘化阴,救阴液而除脚挛急,若"阳明内结"不除,则再以调胃承气汤清和胃气,使"便微溏"而止谵语。《伤寒论》言亡阳者多,此条之"亡阳"指厥而言,然自其"两胫挛急"及用芍药甘草汤析之,则此厥由伤阴而来之理甚明,若确为"亡阳",则桂、附是其正治,不得言"此误也"矣。

阳旦症自《金匮要略》与《伤寒论》第 30 条所言症状比较之,与"象阳旦"症之区别已可清晰。旦者平旦,阳者阳气,平旦阳气初生,阳当不足,故阳旦症确为表阳不足。第 30 条证则夹有阴虚,故称之为"象阳旦"。象者似也,故亦可云其为假阳旦症;然其辨别,尚须于症状外求之于舌象红涩否,若红而涩,则阴伤之象见矣。又,阳旦汤究系何方,历来有不同见解,《千金》《外台》以为为桂枝汤加黄芩,喻嘉言亦主此见,魏荔彤、陈修园以为为桂枝增桂加附子汤,成无己等以为即桂枝汤。成无己见当从第 29 条之"反与桂枝汤"义来,然与第 30 条之"因加附子参其间,增桂令汗出"之义不合,且《伤寒论》各版本于阳旦汤所注"即桂枝汤方"字样,均为小字,说明此注为后人所加,非仲师原文,无论《伤寒》《金匮》各所列药方亦均无一方两名者,是仲师无此例,故阳旦汤并非桂枝汤;《千金》《外台》之见,虽系从第29条所列症状及误治后症状有热重情况和有"阳明内结"情况,而仿泻心法用芩、连意,以桂枝加黄芩为阳旦汤,但亦与第30条所详述之方药不同,仅用黄芩亦不能针对"两胫挛"症,此方仅可用于中风症之热重症而邪陷胸脘者,不能治阳旦症也;求其理之合于《伤寒论》对"象阳旦"症之误治描述条文,合于《金匮要略·妇人产后病》篇用阳旦汤之列症条文等义者,唯有桂枝增桂加附子汤耳。《金匮》此条,陈修园《女科要旨》中引之,"心典"按谓"头痛恶寒,时时有热,自汗,干呕,俱是桂枝症。而不用桂枝汤者,以心下闷当用桂枝去芍药汤之法,今因产后亡血,不可径去芍药,须当增桂以宣其阳,汗出至数十日之久,虽与发汗遂漏者迥别,亦当借桂枝加附子汤之法,固少阴之根以止汗";陈氏于《金匮要略浅注》中之本条下,说与此同;魏荔彤则直以为为"产后阳虚感风",是与合于阳旦为阳不足之义者。

[附　本问答有关《伤寒论》条文]

第29条　伤寒,脉浮,自汗出,小便数,心烦,微恶寒,脚挛急,反与桂枝汤,欲攻其表,此误也,得之便厥。咽中干,烦躁,吐逆者,作甘草干姜汤与之,以复其阳;若厥愈足温者,更作芍药甘草汤与之,其脚则伸;若胃气不和、谵语者,少与调胃承气汤;若重发汗,复加烧针者,四逆汤主之。

第30条　问曰:症象阳旦,按法治之而增剧,厥逆,咽中干,两胫拘急而谵语。师曰言夜半手足当温,两脚当伸。后如师言,何以知此? 答曰:寸口脉浮而大,浮为风,大为虚,风则生微热,虚则两胫挛,病形象桂枝,因加附子参其间。增桂令汗出,附子温经,亡阳故也,厥逆,咽中干,烦躁,阳明内结,谵语烦乱,更饮甘草干姜汤,夜半阳气还,两足当热,胫尚微拘急,重与芍药甘草汤,尔乃胫伸;以承气汤微溏,则止其谵语,故知病可愈。

23问　葛根汤症状及其变异之区别如何?

三、《伤寒论》研究部分

53

曰　葛根汤为治邪未离表而热伤津液或热协阳明,方于桂枝汤中加入葛根、麻黄,而以葛根为主药。葛根生津濡筋脉,故本方必见症为"项背强几几",此是"头项强痛"因津伤而加重之故。本方第二主症为"无汗恶风"或"恶寒",此为表实见证,为用麻黄之针对症。邪犯太阳,有表实、表虚之别,若于"项背强几几"症同时,不见"无汗恶风"而见"反汗出恶风者",则用本方去麻黄之桂枝加葛根汤。若热协阳明或热邪初入阳明而邪尚未离表者,亦应区别热扰胃与热扰大肠之异。热扰胃,胃气不和而见"不下利,但呕者",用本方加半夏之葛根加半夏汤,半夏所以降胃逆;若热扰大肠而见"必下利"者,径用本方,此于32条、33条用本方及其加味时均言"太阳阳明合病",可见表虽未解而热势均已入里;阳明病多有汗,故可有桂枝加葛根汤见症之"项背强几几,反汗出恶风"症,而不尽为葛根汤之"项背强几几,无汗恶风"症者;惟葛根生用则生津,煨用则兼可止泻,故于有"下利"症者当用煨葛根。与葛根汤方有关者第34条,此为桂枝证误下、邪陷阳明而"利遂不止",但因"脉促",为邪有还表之机,有"喘而汗出",为胃热熏肺,故重在清阳明而用芩、连,葛根芩连汤之与葛根汤之区别,即在于葛根汤重在解表,而葛根芩连重在清胃热也。

[附　本问答有关《伤寒论》条文]

第31条　(见前)

第32条　太阳与阳明合病者,必自下利,葛根汤主之。

第33条　太阳与阳明合病,不下利,但呕者,葛根加半夏汤主之。

第34条　太阳病,桂枝症,医反下之,利遂不止。脉促者,表未解也,喘而汗出者,葛根黄芩黄连汤主之。

24 问　第35条言"恶风无汗而喘者,麻黄汤主之"。历来以伤寒脉浮紧、恶寒无汗用麻黄,此言"恶风"者,何故?

曰　恶风与恶寒,原只是程度之别,恶寒者未必不恶风,恶风者亦可有恶寒,惟着风而始恶寒者为恶风,不着风亦寒,着风更凛凛然者为恶寒也。究之,邪犯太阳之始,肤表拒邪而收缩,故多恶寒而无汗,迫抗邪力聚而欲逐邪外出,则玄府开而有汗,有汗则见风自尚恶寒也,此时之热已较邪初犯时为甚,故初恶寒时实即发热之始,亦因此而当究其汗出与否,而别其为桂枝汤、为麻黄汤也。麻黄汤发汗,助卫之开表也,桂枝汤解肌,助营卫之逐邪也,故方中有芍、枣之扶营。麻黄汤本证必无汗,而桂枝汤本证必有汗之故,是必然鉴别者在此而不在于恶寒恶风也。此点于第38条"太阳中风,脉浮紧,发热恶寒"之既曰"中风"、复言"恶寒"者可证,是仲师两言之矣。再如第51条之"脉浮者"、第52条之"脉浮而数",俱不言"脉阴阳俱紧"或"脉浮紧"而均谓"宜麻黄汤",是仲师亦未以脉紧为麻黄必见症。是则较其大框而言之:但以脉浮主病在表、无汗主卫不开为用麻黄汤所必具者可矣,其发热、身疼、项强诸症,则虽桂枝证亦同见也。

[附 本问答有关《伤寒论》条文]

第35条 太阳病,头痛发热,身疼腰痛,骨节疼痛,恶风无汗而喘者,麻黄汤主之。

第38条 (见后)

第51条 脉浮者,病在表,可发汗,宜麻黄汤。

第52条 脉浮而数者,可发汗,宜麻黄汤。

25问 第36条"太阳与阳明合病,喘而胸满者,不可下",仍"宜麻黄汤"之故为何?

曰 此条只指表邪化热入于阳明,并非指阳明腑实,亦指表邪未离太阳,仍有太阳之无汗恶寒症,此之"喘而胸满",为表邪不解,郁热干扰阳明,热气熏胸中而来,若邪得汗解则里热亦解而喘满自平,故仍"宜麻黄汤"。阳明病大要在分清经证、腑证,阳明经证只是热甚,原不宜下,此处正是此义,而且病机在于表不解,故云"不可下"也。本条之喘满,若有桂枝汤证之"自汗恶

55

风",则可仿麻杏甘石汤;兼见下利,则可仿葛根芩连汤;若表闭热重于里更甚而兼见烦躁者,则直为大青龙汤证矣。

[附 本问答有关《伤寒论》条文]

第36条 太阳与阳明合病,喘而胸满者,不可下,宜麻黄汤。

26问 第37条"太阳病十日以去,脉浮细而嗜卧者,外已解也",原中医研究院本于此言"不须服药",条文复言"脉但浮者,与麻黄汤",一"细"字之差而有服药不服药之别,且"脉但浮者"竟然用麻黄汤,其故何?

曰 太阳病经10日以上而云"外已解也",是必然已无发热而神和,其"脉浮细而嗜卧,为病后正气虚弱,若发热、神不静和而嗜卧,则为邪干胆经,未可轻视,盖浮脉为表,细脉为胆,是可与小柴胡汤时,不必尽见胸满胁痛症而始与也。且此之"脉浮细而嗜卧"需与少阴证之"脉微细、但欲寐"作区别,别在此脉浮而细,彼脉微细而不浮。本条用麻黄汤与"不须服药"之区别,亦在"脉浮细"与"脉但浮"而不细上,细属虚,不可发汗,但浮而不细,病在表,故可解表。然就今计之,"太阳病经十日以去",神倦嗜卧而有无汗恶寒之表实证者,其程度必不甚,用荆、防、豉辈足矣,诚不必麻黄之烈也;若乍有恶风寒、乍无恶风寒而肌肤间时润时干者,则柴胡桂枝和营卫、清余邪亦足以解之,盖病久正虚,不禁多汗,但通表气可矣;此法亦可用于病后虚热之调理。

[附 本问答有关《伤寒论》条文]

第37条 太阳病,十日以去,脉浮细而嗜卧者,外已解也;设胸满胁痛者,与小柴胡汤;脉但浮者,与麻黄汤。

27问 第38条大青龙汤之"若脉微弱,汗出恶风者,不可服之",为何故?

曰 大青龙之主症为"脉浮紧,发热恶寒身疼,不汗出而烦躁",其着眼点在"烦躁",余症均为麻黄汤证,此是表实不解,郁热内盛之故,方亦为麻黄汤加石膏,以麻黄汤对麻黄汤证,以石膏对烦躁,求其表里双解;"脉微弱,汗出恶风"为桂枝汤证,若以麻黄峻汗,则必汗多伤阳而为"厥逆",汗多伤阴而为"筋惕肉瞤"。本条之"脉微弱",若为桂枝证之"阳浮而阴弱",指微为对紧脉而言其"稍微"之义,固属不可大汗,若指为微细之微,则虚象已见,于此时兼见外症之"烦躁",当转属少阴,是则更不可行汗法,第285、286、296、300条等言之矣,即桂枝汤亦非所宜,当从回阳救逆法中,随所见兼症设法挽救。

[附 本条问答有关《伤寒论》条文]

第38条 太阳中风,脉浮紧,发热恶寒,身疼痛,不汗出而烦躁者,大青龙汤主之;若脉微弱,汗出恶风者,不可服之。服之则厥逆,筋惕肉瞤,此为逆也。

第285条 少阴病,脉细沉数,病为在里,不可发汗。

第286条 少阴病,脉微,不可发汗,亡阳故也;阳已虚,尺脉弱涩者,复不可下之。

第296条 少阴病,吐利,躁烦,四逆者,死。

第300条 少阴病,脉微细沉,但欲卧,汗出不烦,自欲吐,至五六日,自利,复烦躁不得卧寐者,死。

28问 第39条与第38条俱用大青龙而症不同,其间关系如何?

曰 第39条为第38条之续文,申述大青龙汤使用见症之下限者。第39条用大青龙,必具第38条之"不汗出而烦躁"及"发热恶寒"之大青龙主症以为依据;其不同处:38条"脉浮紧"而39条"脉浮缓",38条"身疼痛"而39条"身不疼但重,乍有轻时",较而言之,是39条为38条之轻症,而主症则相同,故可用大青龙,其"无少阴症者"一句,正是两条用大青龙所共禁者,亦为补前条未尽之义,余于38条申析之矣,盖39条与少阴证更近似,只少"但欲寐"与"脉微细"之别耳,故需下此断语。言"发之"者,明其不汗出而烦躁、发热恶寒之症俱较38条为轻,是邪之束表,里之化热俱不甚也,但疏发其气足矣。自此推之,此之用大青龙当小其制也。

[附　本问答有关《伤寒论》条文]

第39条　伤寒脉浮缓,身不疼,但重,乍有轻时,无少阴症者,大青龙汤发之。

第38条　(见前)

29 问　小青龙汤证之病机要点如何?

曰　小青龙汤主要病机如第 40 条所言之"伤寒表不解,心下有水气"两个方面,其主症于"干呕发热而咳"外,自方中用麻、桂推之,当尚有恶风寒及脉浮,所以然者,以"表不解"也。邪束表而为发热。邪束肺气不得宣肃而为咳,甚则"或喘"。设因肺不宣肃而影响通调水道,水气不得下行,则可见"或小便不利,少腹满"症。邪热干胃,胃气上逆则"干呕",热甚则"或渴"、"或噎";噎于此指呃逆嗳气之属,非哽塞不能咽食之谓,此亦夹胃中水气而逆所然。"或利"之来,外邪之太阳阳明合病者已可见此症;"心下有水气"者则其人或素有痰饮,或新有暴饮;水气不化系于运化之弱,运弱水留之人,便自多溏,盖脾不能为胃行其津液而下流于大肠之然,于此推之,当可见腻滑润之舌苔,此为临床所常可见者,今加以外邪束表、胃气上逆而运化更弱,自可见"或利"症矣,即或非素有停饮,其心下之水气由暴饮而来者,一至逾于胃气运化之用,亦可见渴、利、噎、小便不利等症。是条所言诸或见症,合外邪、水饮均可见也。

小青龙方之麻、桂为解表而设,细辛、干姜、半夏合桂枝为旺脾胃之阳以化水气而设,五味、芍药为敛肺气,合细辛之透达以止咳喘,所以不用茯苓者,以邪重于表,若阳气得以发越则饮自可化,不如第 67 条苓桂术甘之水停重于里也。本方与大青龙较之,大青龙为表不解而热盛于里,小青龙为表不解而水郁于里,其间略有里热里寒之别,表实程度亦有重有轻之别,故大青龙方

58

中麻黄倍于小青龙,而以石膏清里热,小青龙则温里矣,是犹大青龙如云腾致雨而凉爽以来,小青龙如熙阳蒸丽收拾水湿也。服小青龙后本不渴而见渴,第41条云为"此寒去欲解也",此未可一概而论,若苔不燥、舌不加赤、渴亦不甚,自是"寒去欲解",若反是而渴甚,则当为姜桂等温化过量之弊,需要予以调停者矣。

[附 本问答有关《伤寒论》条文]

第40条 伤寒表不解,心下有水气,干呕发热而咳,或渴、或利、或噎、或小便不利,少腹满,或喘者,小青龙汤主之。

第41条 伤寒心下有水气,咳而微喘,发热不渴,服汤已渴者,此寒去欲解也,小青龙汤主之。

第67条 伤寒,若吐若下后,心下逆满,气上冲胸,起则头眩,脉沉紧,发汗则动经,身为振振摇者,茯苓桂枝白术甘草汤主之。

30问 《伤寒论》第42、43、44、45、53、54、57等条均言宜桂枝汤,而或言症,或不言症,或言误下后,或只言宜解外。那么,桂枝汤的使用要点何在?

曰 各条言"宜桂枝汤",当必有桂枝汤证,如第2条之"发热,汗出,恶风,脉缓"等症,其中尤以脉浮缓、汗出为要点,不论其病势自然表现或误下后邪仍在表者均然,设非如此,则无辨证之据矣。如第43条之下后"微喘者,表未解故也"之"表未解",实指脉浮、自汗、恶风、发热等症,此因下而邪陷于肺,肺气逆而为喘,故加厚朴、杏子;第45条之下后"脉浮者不愈",无喘,故仍用桂枝汤原方;即如第53、54条之营卫不和用桂枝汤,亦有"自汗出"、"时发热"之象,其脉亦必浮;第57条之"伤寒发汗已解,半日许复烦",虽为汗解而邪未净,用桂枝汤亦必据其"脉浮数"。故综合各条而析之,虽不逐条言症而具症可悟也。

[附 本问答有关《伤寒论》条文]

第42条 太阳病,外症未解,脉浮弱者,当以汗解,宜桂枝汤。

第43条 太阳病,下之,微喘者,表未解故也,桂枝加厚朴杏子汤主之。

第 44 条　太阳病，外症未解，不可下也，下之为逆。欲解外者，宜桂枝汤。

第 45 条　（见前）

第 53 条　（见前）

第 54 条　病人，脏无他病，时发热、自汗出而不愈者，此卫气不和也，先其时发汗则愈，宜桂枝汤主之。

第 57 条　伤寒发汗已解，半日许复烦，脉浮数者，宜桂枝汤。

31 问　营卫不和证，可尽主以桂枝汤否？

曰　营卫可以指血与气，其归类为阴与阳，两者协调则为平人，其不和，或为卫强营平，或为卫平营弱，或为卫强营弱，此类表现均为卫气强而营阴弱，就营卫不和之概义言，当尚有营平卫不足、营强卫平及营卫俱弱者在。就《伤寒论》条文所指，如第 53 条言"此为营气和，营气和者外不谐，以卫气不共营气和谐故尔"；如第 54 条言"自汗出而不愈者，此卫气不和也"等，皆属卫强营平；第 12 条言"阳浮而阴弱，阳浮者热自发，阴弱者汗出"，则属卫强营弱，唯其营弱，故过汗则可伤阴液，是运用桂枝汤时所宜留意者；又如第 49 条之下后"身重心悸"，虽"脉浮数"有可汗之症，但以"尺中脉微，此是虚"而不可发汗；第 50 条之"脉浮紧"而"尺中迟者"为"营气不足，血少故也"而不可发汗，是则虽俱属卫强营弱，然营之弱甚，故不独禁麻黄，并桂枝亦非宜矣；第 100 条言"伤寒，阳脉涩，阴脉弦"而致"腹中急痛"者，则属营卫俱弱，以桂枝汤倍芍药，增甘草量，加饴而为小建中汤以温通营卫。其卫平营弱者，热病中则属阴虚外感病机，不宜用桂枝汤，其于杂病中则直属血虚，桂枝虽可酌用而需重以补血。其营平卫弱者，热病中属阳虚外感病机，用桂枝需参益气之品，其于杂病中为气虚证而直需参、芪矣；惟营强卫平之证，多见于血瘀气滞患者，于此体质上复兼外感者有诸，量其表虚、表实用药，参以通利，化瘀益气非当务之急者也。

60

[附　本问答有关《伤寒论》条文]

第 53 条　（见前）

第 54 条　（见前）

第 12 条　（见前）

第 49 条　脉浮数者,法当汗出而愈,若下之,身重心悸者,不可发汗,当自汗出乃解。所以然者,尺中脉微,此里虚,须表里实,津液自和,便自汗出愈。

第 50 条　脉浮紧者,法当身疼痛,宜以汗解之,假令尺中迟者,不可发汗,何以知其然,以荣气不足,血少故也。

第 100 条　伤寒,阳脉涩,阴脉弦,法当腹中急痛,先与小建中汤。不差者,小柴胡汤主之。

32 问　第 46 条言太阳表实证,服麻黄汤"微除,其人发烦、目瞑,剧者必衄。衄乃解",第 47 条言表实证"自衄者愈",第 55 条言表实证"因致衄者,麻黄汤主之"。此衄之来、衄而自愈、衄而复用麻黄汤之理为何?

曰　热病表实而致衄,为热迫营血而然,得衄则热有外出之道路,故病轻者可自愈,如第 47 条所言;其表闭甚者,经汗解而余热未尽,得衄泄其余邪,故亦可自愈如第 46 条所言;至若第 55 条之表实证,致衄而复用麻黄汤,就条文本义言,必衄后表实证仍在,衄未足解邪,用汗法则表实证除,热得外达衄亦可除,故复用麻黄汤。然自今析之,衄来缘于热邪动血,虽表实未解,只宜辛凉开表解热,表实甚者可用辛温辛凉合法,参入凉血,如叶氏所言"直需凉血散血"者。进而言之,临床见衄亦需予药,不宜待其自愈,且如第 55 条所示,"伤寒脉浮紧,不发汗,因致衄者,麻黄汤主之"观之,虽得衄亦未能必自愈也。又如第 46 条言,服麻黄汤虽"微除",而复见"发烦、目瞑"而衄,又安知非麻、桂辛热为弊乎。然而古今气候有不同,人文有演化,学《伤寒论》,求其理也,方药变化,自在今人,且今日于亘寒之地、严寒之时而治表实者,亦绝非不需辛温也,临床参合,《伤寒论》之规矩具矣。

61

[附 本问答有关《伤寒论》条文]

第46条 太阳病,脉浮紧,无汗,发热,身疼痛,八九日不解,表证仍在,此当发其汗。服药已,微除,其人发烦、目瞑、剧者必衄。衄乃解。所以然者,阳气重故也,麻黄汤主之。

第47条 太阳病,脉浮紧,发热身无汗,自衄者愈。

第55条 伤寒脉浮紧,不发汗,因致衄者,麻黄汤主之。

33问 第48条指出,太阳阳明并病,由于太阳初得病时汗出不彻而成,并自问自答曰:"何以知汗出不彻,以脉涩故知也。"此之"脉涩"当何解,治法当如何?

曰 此当先从其经治过程及症状究之。"太阳初得病时,发其汗"而"汗先出不彻",热不解而入属阳明,因成太阳阳明并病,是可知其热重,此为着眼点之一;既已见"续自微汗出,不恶寒"之阳明症矣,复言"太阳病症不罢者",则知此之"自微汗出",不独汗不畅,且有或微汗、或无微汗之况,太阳表证一为伤寒之无汗恶寒,一为中风之自汗恶风,此种时微汗、时无汗之况,正属中风之太阳表证,此又为着眼点之一。以此两点推其"脉涩"之涩,当非纯属《脉经》所言之涩脉,必兼浮大之象,且必见于无汗之时,此之涩为无汗恶风时肤涩而起,有如《素问·平人气象论》秋脉"微毛"之义,为浮而涩也,设不然则阴之不足已见,不得以"可小发汗"为治也。

此条治法,已明言"更发汗则愈",更有"可小发汗"之框定,则不宜大汗者可知,古人或以为用桂枝加葛根汤(喻嘉言),或以为用桂枝二越婢一汤(张璐),或以为用大青龙汤(程应旄),或以为用桂麻各半汤(张志聪),或以为用桂枝汤(魏荔彤)等。自"小发汗"之求及症如桂枝,复有热涉阳明之"二阳并病"而综计之,其属于小发汗诸方中,当以桂枝二越婢一汤为允也。

[附 本问答有关《伤寒论》条文]

第48条 二阳并病,太阳初得病时,发其汗,汗先出不彻,因转属阳明,续自微汗出,不恶寒。若太阳病症不罢者,不可下,下之为逆,如此可小发汗。设面色缘缘正赤者,阳气怫郁在表,当解之、熏之。若发汗不彻,不足言阳气怫郁不得越,当汗不汗,其人躁烦,不知痛处,乍在腹中,乍在四肢,按之不可得,其人短气,但坐,以汗出不彻故也,更发汗则愈。何以知汗出不彻,以脉涩故知也。

34 问 第 49 条以"尺中脉微"而"不可发汗",第 50 条以脉"尺中迟"而"不可发汗",其间有区别否?

曰 第 49 条脉原浮数,误下后伤阳而见"身重心悸",此时脉仍见浮数而独"尺中脉微",此微非不数也,但不浮耳;寸主表,尺主里,《三指禅》以微脉为阳虚气虚,是则为表证虽在而里阳不足者,故指出"此里虚"而"不可发汗",然自其"须表里实,津液自和"句视之,知此里虚非单纯为里阳不足,尚有津液不足者在,故实为阴阳俱不足也。第 50 条"脉浮紧"而"尺中迟",夫迟数之脉,寸、关、尺皆同,非尺中迟而寸、关不迟也,是实为浮紧而迟之脉,但尺中稍沉于寸、关耳,脉浮紧而"身疼痛",为寒犯表实,迟为里寒,是表里俱寒证,言"尺中迟"为"营气不足"者,以肾阳不能蒸谷气而为营也,由此可知,此之"营气不足"实亦有阳不足在。此两条之气阴不足者同,而有偏热偏寒、偏阴偏阳之别,此之治法,魏荔彤均主以小建中法,于第 49 条益以桂枝新加汤,于第 50 条益以温经散寒,是有见于此者,可以借鉴。

[附 本问答有关《伤寒论》条文]

第 49 条 (见前)

第 50 条 (见前)

35 问 第 51 条言"脉浮",第 52 条言"脉浮数",均谓"可发汗,宜麻黄汤",病机同否?

曰 浮脉非必用麻黄汤者,必兼脉紧及无汗而始"宜麻黄汤,若脉浮而有汗则属桂枝汤,若脉浮紧、无汗而烦躁,则属大青龙汤。此两条"可发汗"之病机同而定然,"宜麻黄汤"则不定

63

然也。

[附　本问答有关《伤寒论》条文]

第51条　（见前）

第52条　（见前）

36问　第56条"伤寒不大便六七日，头痛有热者，与承气汤"，似乎据证不足，用承气亦未定何方，师意云何？

曰　此条历来注者之见不同，一类据后方"其小便清者，知不在里，仍在表也"之言，以为系用承气与桂枝之鉴别点；一类据《金匮玉函经》条文之"宜桂枝汤"作"未可与承气汤"字样，认为只宜表不宜下，如朱丹溪曰"外证未解不可下，下为逆，今头痛发热，宜解表，反与承气，正是责其妄下之过也，故下文又言'小便清者'，知其无里邪，不当行承气，又继之曰'当须发汗'，曰'头痛者必衄血，宜桂枝汤'反复告诫，论意甚明"，又，徐彬直据《金匮玉函经》意，云"伤寒不大便六七日，宜下之候；头痛有热者'未可与承气汤'，太阳证仍在，不得以日久不便而下也。"我以为临床重在辨证：发热头痛，邪束表者可见，阳明壅热者亦可见；不大便症，风闭者可见，腑实者亦可见，总宜以分清表里为用方用药之据。其宜于承气类者，必有痞满燥实一类证候；其宜于桂枝者，必有自汗恶风症状。后人于此更有变法，如用小承气加羌活之三化汤，河间之防风通圣，均一举而表里双解者，是又不必泥于仲师先表后里之定则也。

[附　本问答有关《伤寒论》条文]

第56条　伤寒不大便六七日，头痛有热者，与承气汤。其小便清者，知不在里，仍在表也，当须发汗。若头痛者，必衄，宜桂枝汤。

37问　第58条言"若发汗，若吐，若下，若亡血、亡津液，阴阳自和者必自愈"。及第59条之小便不利由"亡津液故也，勿治之,得小便利,必自愈"。此类"自愈"可必否?

曰 "必自愈"之条件在于"阴阳自和"。所谓"阴阳自和"者,指人体自身修复至正常,如误汗后所伤之气阴恢复,误吐、误下后所伤之胃气恢复,亡血伤津后之津血恢复等,第59条"大下之后,复发汗,小便不利"而致之"亡津液"者,待"得小便利"为"自和"之举例。然而第59条言"勿治之"者,只指不能利其小便,如成无己言"小便不利者,不可以药利之",喻嘉言亦谓"若强责其小便,则膀胱之气化不行,有增硬满喘胀者矣",故若真以为"勿治之"为勿药而待其"自和",则几同守株待兔,非积极措施,即就第59条已指出之"亡津液故也"计之,则育养阴液以助津复之品自宜投用,复自后文诸条言误行汗、吐、下、火法而出治药者观之,仲师原未曾"勿治之"而待自复也;所谓"必自愈"者,只指其可愈之概况。余曾见用乌头120克致眩瞑,守药不眩瞑、厥疾不瘳之说,不予纠治而死之贲事,其可泥于"勿治之"乎。

[附 本问答有关《伤寒论》条文]

第58条 凡病,若发汗,若吐,若下,若亡血、亡津液,阴阳自和者,必自愈。

第59条 大下之后,复发汗,小便不利者,亡津液故也,勿治之,得小便利,必自愈。

38 问 第61条"下之后,复发汗,昼日烦躁不得眠,夜而安静"者何故?

曰 烦躁一症,见于本条外,栀豉汤证、大青龙证、茯苓四逆汤证、少阴吴茱萸汤证均有之,本条与茯苓四逆汤、栀豉汤之烦躁,均出于汗、下之后,均属伤阴或伤阳而起。本条烦躁仅显于昼,入夜安静,兼有"不呕不渴"、"脉沉微,身无大热"症,是阳虚而浮之烦躁。第69条茯苓四逆汤证但言"病仍不解",未表明具体症状,自茯苓四逆方药析之,当有厥逆、脉沉微、渴喜热饮等症,是阴阳两虚之烦躁。栀豉汤证为热陷而胃阳虚郁,故见虚烦不得眠,或吐、或少气等症,是胃阳之虚逆。大青龙汤证之烦躁为表不解而热内郁,是阳盛而郁之烦躁。第 309 条吴茱萸汤证之烦躁,为寒邪伤胃阳之重者,故有"吐利,手足逆冷"症。诸条烦躁兼症不同、病史亦不同,据之可区别其阳伤、阴阳两伤、阳郁、阳陷之异;本条之"不呕不渴"为里阳不足,"无表症"、"身无大热"是表阳不足,既与大青龙有明显区别,亦与前 60 条虽同为"下之后,复发汗"引起,病机亦类于"内外俱虚",但前条见"振寒",为纯属于虚者,本条有"昼日烦躁"、为虚阳外浮,故亦有别。本条之阳气虽虚而尚可因昼日阳旺而能与邪争,故见昼日烦躁也。然烦躁总属阳气之动,其于阴虚而浮,阳虚而浮、阳盛而作之区别间,究需留意阴气之如何,故临床时不能独辨于症、辨于脉,亦当辨于舌之红否、淡否、润否、涩否为更确也。盖汗、下之后,阴不伤其可必乎。

[附 本问答有关《伤寒论》条文]

第 61 条 下之后,复发汗,昼日烦躁、不得眠,夜而安静,不呕,不渴,无表证,脉沉微,身无大热者,干姜附子汤主之。

第 69 条 发汗若下之,病仍不解,烦躁者,茯苓四逆汤主之。

第 309 条 少阴病,吐利,手足逆冷,烦躁欲死者,吴茱萸汤主之。

第 60 条 下之后,复发汗,必振寒,脉微细,所以然者,以内外俱虚故也。

39 问 自第 62~66 条,俱汗后诸症而用药不同,其病机区别如何?

曰 此 5 条诸见症,有误汗过汗者,有汗后邪未尽解者,有素体因素者 3 类情况,兹类而言之:

第 62 条汗后见"身疼痛,脉沉迟",脉沉主里,脉迟主阳气不足,此时而见"身疼痛",则必非表证邪束之"身疼痛",是汗伤阳气与阴血之症,此为过汗而营卫俱弱之重者;自其仍用桂枝而加芍益参推之,有本桂枝汤证而误用麻黄汤之可能,故以姜、桂复阳和营卫,芍药养血,人参气阴并益,以其无漏汗情况,故不用桂枝加附子。第64条已明言"发汗过多",同属此类,然其所伤者为心阳心气,故心悸,言"心悸欲得按"者,谓得按可缓也。夫欲按、拒按所以分虚实,得按可缓,虚可知矣。本条若兼伤肾阳而夹水气,则如第82条之用真武汤矣,区别在于多一"身瞤动,振振欲擗地者"之为阳虚不主四肢肌肉,非桂枝甘草汤所胜任也。

第63条汗后见"汗出而喘,无大热",且无伤阴伤阳症可见,则知表证已解,原用之汗法亦无误,此喘非表邪外束而用桂枝加厚朴杏子汤之喘,而为邪化热未净之喘,故用麻杏甘石汤宣肺清热,亦以热未除而无表邪,故"不可更行桂枝汤"发汗,且可于"更行"推知其原用之发汗者为桂枝汤。然此之"无大热"与药用石膏联析之,知只指非如白虎汤之热重,而并非真无热,其推之于脉象,亦必有浮大象也,此所以为热邪入阳明与入肺之区别。复自此而推其原始,设于桂枝汤时益入银翘而为辛温辛凉合法,则或无此遗邪乎? 过而知之之言,备近今学习参考而矣。

第65条汗后"脐下悸",为其人素有水饮,饮为汗出而动,故"脐下悸"非若过汗而独心阳重伤,此于苓桂甘枣汤之重用茯苓可知之;此言"欲作奔豚",尚非真奔豚,与第117条之用桂枝加桂汤者有别,第117条为"烧针令汗出,针处被寒"之因汗与寒伤及肾气,故有"气从少腹上冲心"症状,此则为"脐下悸"而未上冲,故彼为下焦肾气之伤,此为心阳虚而水气之动。《金匮要略》所言奔豚之因"皆从惊恐得之",本条之因心阳虚而水动,第117条之因肾气受寒,皆合于《内经》"恐伤肾"(《素问·阴阳应象大论》),"惊则心无所倚"(《素问·举痛论》)之旨,第117条复有"腹痛,往来寒热"之言,是奔豚有涉于肝胆者矣。余1994年冬曾治一川籍老者,少腹悸动,甚则气上冲至肋,冲则身烘热欲汗,3年不愈。老者为知识界人士,思多而形不丰,舌红、苔薄、脉弦,余以右归丸、肾气丸出入,3月而愈,愈后回籍,翌冬复倩其女来谢,是知奔豚可心、肝、肾三脏联涉,而精虚阳浮者亦见也。

三、《伤寒论》研究部分

67

第66条汗后"腹胀满",为脾胃素虚而夹湿者,方用参、草,故知其脾素虚,用朴、姜、半夏,故知其有湿阻,气滞湿阻之体,因汗解而脾阳更弱,故"腹胀满"矣,此验之于舌,必有舌淡苔腻者在。以上两条,皆素体有关,汗法非误者也。两条皆与水湿有关,然较第67条之苓桂术甘汤证尚有区别,第65条为心阳伤而下焦水气欲动,第67条水饮在胃,因吐、下伤胃阳气致不化而停,故见"心下逆满,气上冲胸",其病位在心下以上,不及脐下;由于水阻脾胃清阳之升而见"起则头眩"症,若再发汗则不独胃阳伤,或胃津亦伤,失于胃主四肢肌肉之用,故可见"身为振振摇"症矣。第67条为水,第66条为湿,水者湿之甚而有形质,两者有程度轻重之别,水可阻清阳之升,湿则但滞脘腹之气化为多耳。

[附 本问答有关《伤寒论》条文]

第62条 发汗后,身疼痛,脉沉迟者,桂枝加芍药生姜一两、人参三两新加汤主之。

第63条 (见前)

第64条 发汗过多,其人叉手自冒心,心下悸,欲得按者,桂枝甘草汤主之。

第65条 发汗后,其人脐下悸者,欲作奔豚,茯苓桂枝甘草大枣汤主之。

第66条 发汗后,腹胀满者,厚朴生姜半夏甘草人参汤主之。

第82条 太阳病,发汗,汗出不解,其人仍发热,心下悸,头眩,身瞤动,振振欲擗地者,真武汤主之。

第117条 烧针令其汗,针处被寒,核起而赤者,必发奔豚,气从少腹上冲心者,灸其核上各一壮,与桂枝加桂汤,更加桂二两也。

第67条 (见前)

40 问 第70条言"发汗后,恶寒者,虚故也",与第68条联看,已可知此虚为营卫俱虚,可用芍药甘草附子汤,然第70条又言"不恶寒但热者,实也",而用调胃承气汤者,何据?

曰　此有蕴义未明言。所谓"实也"者，当指因汗而胃中燥实，此"实"需验之舌苔有黄涩或厚，亦应有脘腹胀满症，或且竟然拒按，设无此，则"但热者"可有白虎汤证，亦可有麻杏甘石汤证。此三证俱可有汗，故汗不足辨，白虎无喘而与本条症同，麻杏甘石有喘而与本条症异，然异不甚著，因脘腹胀满之甚者气亦促也，故可辨者在舌诊、腹诊为确耳。

[附　本问答有关《伤寒论》条文]

第70条　发汗后，恶寒者，虚故也；不恶寒，但热者，实也，当和胃气，与调胃承气汤。

第68条　发汗，病不解，反恶寒者，虚故也，芍药甘草附子汤主之。

41 问　第71条既曰"大汗出，胃中干"，"欲得饮水"，何以仅能"少少与饮之"？

曰　此义见于后文第75条之"发汗后，饮水多必喘，以水灌之亦喘"，所以然者，以汗后胃燥则"欲得饮水"，若饮多则胃阳不足以运化，不能"游溢精气""上归于肺"，水停胃中则迫肺而为喘促，或虽能"上归于肺"而过甚，超过肺"通调水道，下输膀胱"之能力，则亦为喘；"以水灌之"则皮毛收缩，肺主皮毛之功能不布，则气机内迫，故亦为喘。因而只能"少少与饮之"，使合于胃能运化之程度。且胃津之耗，非饮水能直接补益者，必也归肺而后，经肺之"水津四布，五经并行"而后，始可为胃本身能用之津，此理见于《素问·经脉别论》，亦可证于平人暴饮后见胸脘痞满、气息喘促等症。自此而亦可推见第67条水停胃中而见"头眩"之理，但需饮水之量暴而多始显，余于20世纪50年代读《伤寒论》时，曾试暴饮10余磅亲证之。

[附　本问答有关《伤寒论》条文]

第71条　太阳病，发汗后，大汗出，胃中干，烦躁不得眠，欲得饮水者，少少与饮之，令胃气和则愈；若脉浮，小便不利，微热消渴者，五苓散主之。

第75条　未持脉时，病人叉手自冒心，师因教试令咳，而不咳者，此必两耳聋无闻也,所以然者,以重发汗,虚故如此。发汗后,饮水多必喘,以水灌之亦喘。

42 问 五苓散主症机理如何?

曰 五苓散主症为表证未解,发热而渴,脉象浮数,如第 71 条言"若脉浮"、"微热消渴",第 72 条言"脉浮数,烦渴",第 73 条言"汗出而渴",第 74 条言"中风发热","有表里症,渴欲饮水"等,均表明有此主症。其曰"消渴",曰"渴欲饮水"者,指饮之多;曰"烦渴者",指热重而饮数,总是渴象,只饮之多少略有不同;其"脉浮"、"脉浮数"、"汗出"、"有表里症",总是指表证未解之象,复自第 71 条之"发汗后"、第 72 条之"发汗已"、第 73 条之"汗出"及第 74 条之"中风发热"联看,可知五苓散证之发热当类乎桂枝证;至若第 71 条之"小便不利",第 74 条之"水入则吐",一为热入膀胱而气化郁滞,一为胃有停饮。自此而合析之,则五苓散证为太阳中风或伤寒化热后热与水结之总病机明矣,惟其随经入腑,故小便不利者必多,而"水入则吐"者为或见也。所以然者,胃有停饮惟汗后饮多或素有停饮者可见耳。于此当辨析者为渴。盖热可见渴,停饮、蓄水亦见渴,津伤者亦可有渴;其热或伤津者渴而饮多,停饮、蓄水者或渴不多饮,或渴不欲饮,或"水入则吐",此于第 73、74 条见之矣。此两条同属水停中焦,然第 74 条虽"水入则吐"而有渴,仍有热郁气化不利之机在,第 73 条则竟然不渴,与 356 条同属无热,因而不主五苓散而主茯苓甘草汤,方中苓、桂量均大于五苓散近 2 倍,其目的在于化饮,不在于通调经腑气化。其热与伤津之渴,虽均饮多,亦有饮后暂可解与饮不解渴之稍异;其热之甚而久者亦必伤津,迨至膀胱气化不利、水热相结不解而津已伤时,则非五苓之治矣,当从 223 条之猪苓汤,此条虽与第 71 条症同而方异,其别即在阴津之伤与否,故俱当于辨渴之同时,辨之于舌苔、舌色之润、涩、淡、绛而后可区别也。

[附 本问答有关《伤寒论》条文]

第 71 条 （见前）

第 72 条 发汗已，脉浮数，烦渴者，五苓散主之。

第 73 条 伤寒，汗出而渴者，五苓散主之；不渴者，茯苓甘草汤主之。

第 74 条 中风发热，六七日不解而烦，有表里症，渴欲饮水，水入则吐者，名曰水逆，五苓散主之。

第 356 条 伤寒，厥而心下悸者，宜先治水，当服茯苓甘草汤，却治其厥。不尔，水渍入胃，必作利也。

第 223 条 若脉浮发热，渴欲饮水，小便不利者，猪苓汤主之。

43 问　栀子豉汤系列方之病机变化如何?

曰　栀豉汤主症为第 76 条之"虚烦不得眠"，"心中懊恼"；其轻者为第 77 条之"烦热胸中窒"；其重者为第 76 条之"反复颠倒"，为第 78 条之"心中结痛"或第 79 条之"心烦腹满，卧起不安"，以上均为属热属实者；尚有 76 条之"少气"，80 条之"微烦"，则属胃气之虚偏重，或热陷，而胃夹寒者。栀豉汤证之引起机理，为表邪因汗、吐、下而内陷入胸膈，以胸膈阳气受损为内因，故以误下后为多见，诚如第 221 条言："若下之，则胃中空虚，客气动膈"故也，其误吐者之理亦然，误汗者则必达伤及胃之气阴而邪热乃入。热邪扰胸膈，心为之不安，故"心中懊恼"，"虚烦不得眠"，所谓虚者，指无积滞之物如结胸症，亦指膈脘间阳气之受损而不畅也，此于栀豉汤之清以除烦、宣以伸郁为的对。其"烦热胸中窒者"，热郁气结也，"心中结痛者"，热郁气结之甚也，其"心烦腹满，卧起不安者"邪热影响脾胃之运化也，故栀子厚朴汤中用朴、实以泄满，用栀子以清热，不用豉者，不欲其上越也；第 76 条之"若呕"，为热在膈而胃气为之逆乱，故加生姜助豉以宣通，"若少气"为汗、吐、下伤中气之甚，故加甘草以和中；第 80 条之栀子干姜汤，为大下后寒气留中而胸膈留热，所以寒温并用。

栀子豉汤证与泻心汤证，同属热内陷而无滞，然有偏膈偏胃之病位不同；较之陷胸症，则有痰滞与否之不同；故栀子豉汤证之进一步发展,热而痰滞则可为陷胸症,热而下移则可为泻心汤证之痞,或为白虎汤证;其虚或中寒之进一步发展,则当随见症考虑或温或益矣。

古人或因栀子豉汤系方后有"得吐者止后服"句,而认为栀子豉汤为吐剂者,实则不然。《伤寒论》有关栀子豉汤系方:《太阳篇》6条,《阳明篇》2条,《厥阴篇》1条,均无用其催吐者,第76条反而有用栀豉汤止呕之文,《汤头歌诀·涌吐之剂》瓜蒂散条后附有"若吐虚烦栀豉汤"句,实亦言栀子豉汤治呕吐虚烦之用,非言其能涌吐也;吐而可致虚烦,虚烦岂能用吐法治愈之理甚明,可以无惑也。

[附 本问答有关《伤寒论》条文]

第76条 发汗后,水药不得入口为逆,若更发汗,必吐下不止。发汗吐下后,虚烦不得眠,若剧者,必反复颠倒,心中懊恼,栀子豉汤主之。若少气者,栀子甘草豉汤主之;若呕者,栀子生姜豉汤主之。

第77条 发汗若下之,而烦热胸中窒者,栀子豉汤主之。

第78条 伤寒五六日,大下之后,身热不去,心中结痛者,未欲解也,栀子豉汤主之。

第79条 伤寒下后,心烦腹满,卧起不安者,栀子厚朴汤主之。

第80条 伤寒,医以丸药大下之,身热不去,微烦者,栀子干姜汤主之。

第221条 阳明病,脉浮而紧,咽燥口苦,腹满而喘,发热汗出,不恶寒,反恶热,身重;若发汗则躁,心愦愦,反谵语;若加温针,必怵惕烦躁不得眠;若下之,则胃中空虚,客气动膈,心中懊恼,舌上胎者,栀子豉汤主之。

44问 第82条与第316条俱用真武汤而见症不同,一则太阳病汗后"仍发热,心下悸,头眩,身瞤动,振振欲擗地",一则少阴病不解"至四五日,腹痛","四肢沉重疼痛";第82条不言二便情况,第316条言"小便不利"或"小便利",言"自下利""或下利",

且古人大都以真武汤温阳利水为解。此两条之间有区别否？

答　两者病机有表里、中下之分。第82条为汗后表阳受伤，中阳亦不足，中阳虚不能守，故"心下悸"，阳微不升故"头眩"，阳虚液涸，经失于养，故"身瞤动振振欲擗地"。第316条为肾阳不足，虚而寒，故"腹痛"，肾主二阴，气化不能蒸发故"小便不利"、"自下利"，肾阳不足波及脾阳，脾阳不主四肢而"四肢沉重疼痛"，亦可见"自下利"症，夫阳之不足则水饮失于化，条文已明言"为有水气"，若水气在肺则咳，在胃则呕；"或"者不定之词，可有可无也，故"或小便利"者，谓需达肾阳虚不守下焦气化约束程度而始可见也，自"或下利"与"自下利者"计之，则下利亦需阳气之不能分别清浊而后可见。自此推之，真武汤之用首主益肾之阳，而非主于水也，此于方中用芍药可知矣。真武汤以附子温肾阳以驱寒，白术壮脾阳而益气，芍药益营血，所以佐附子为少火生气之用，原非水饮之正治所宜者，茯苓原主滋养，《本经》将其归于上品，主"胸胁逆气，忧患，惊邪恐悸，心下结痛，寒热，烦满咳逆，口焦舌干"，利水为其余用，生姜所以宣通阳气。总此而言，真武主于益肾之阳者明矣，仲师于此条只言"水气"，气者无形，非若饮之有形者，其间轻重分矣，盖阳不足而水可失化，然不定为失化，阳充则水气无以停留。真武之化水，余事也，不求化而自必化者也。故言真武为温阳化水者，微嫌失于主用，后来《王氏简易方》称真武为固阳汤者，有见矣。

[附　本问答有关《伤寒论》条文]

第82条　太阳病，发汗，汗出不解，其人仍发热，心下悸，头眩，身瞤动，振振欲擗地者，真武汤主之。

第316条　少阴病，二三日不已，至四五日，腹痛、小便不利、四肢沉重疼痛、自下利者，此为有水气，其人或咳，或小便利，或下利，或呕者，真武汤主之。

45 问　诸禁汗症若有表证时，应如何处理？

曰 "咽喉干燥者"，津液素不足。"汗家"素有阳浮阴弱。"淋家"指久淋者，必有阴亏。"疮家"为热毒在血而血受损。"衄家"指素屡屡作衄而久延不愈者，非指桂枝汤证"得衄而解"之衄；"亡血家"为暴有失血或失血后尚未复者，二者虽有久暂缓急之别，然均属血失而虚。诸禁汗症均有机体阴液或血不足因素，夫汗为津液所化，出之于血，当其不足而重汗，则虚其所虚，故曰"不可发汗"，此言其概也。且《伤寒论》中所言之发汗，大都指强烈发汗如用麻黄汤等，此于各症自是不宜。此类患者当为外邪侵袭而表不解时，势必仍需以解表法为治，第于发汗之轻重间必须斟酌，后人遵《伤寒论》之旨，创有辛凉解表、清热解表、滋阴解表，以至于益气解表等法，均为避免大汗之伤阴津阴血，但以微汗解外邪之法，此实为整体观中从正邪双方比重之辨证而来，故用词亦只称解表、透表，以至有但求邪自表出而不求汗出之达表等名。其误于大汗后所见诸症：如淋家之"汗出必便血"（指溲中夹血，非常言之大便下血），疮家之"汗出则痉"，衄家之"汗出必额上陷，脉急紧，直视不能眴，不得眠"，亡血家之"发汗则寒栗而振"，汗家之"重发汗，必恍惚心乱，小便已阴疼"等，总属津与血之因汗而重伤，虚其所虚之故，然临床非必定尽见者，必也须以所伤程度为条件。如淋家须重伤膀胱津液后仍有热扰动血，而后方可见溲中夹血，不达动血程度则但溲不利或赤少耳；疮家之痉，必于血伤至不能濡养筋脉程度而后可见，此痉当指屈而不能伸，重者则拘挛，角弓反张者极少，其轻者则如葛根汤证之但"项背强几几"耳；衄家之"额上陷，脉急紧"，额为硬骨，非汗伤血虚能陷者，原中医研究院《伤寒论语译》本据《金匮玉函经》之本句作"必额上促急而紧"意，释为"必额上脉急而紧"，甚是，此症及"直视不能眴，不得眠"等症之见，必至气阴并伤程度；亡血家之"寒栗而振"必至血虚而及阳虚程度始见，此与第82条之"振振欲擗地者"相去甚近，机亦有同，只是有"亡血"之史，便非独为阳虚；汗家素阳浮而卫气不固，营阴被耗，迨重汗后心气心阴俱夺，则"恍惚心乱",至肾阴亦损程度,则"小便已阴疼"症见矣。自此推之,诸症之见,除程度条件外尚有波及脏腑之条件,且可知禁汗各家误汗后之见症,自其所伤脏腑气血关系间之推移波及计之,则症亦可互见也。

仲师于误汗之禁,除误汗误下并言者18条外,六经中仅《太阴篇》无条文提及,《太阳篇》中合上述诸禁在内为25条,《阳明篇》6条,《少阳篇》、《少阴篇》各1条,《厥阴篇》2条,共计35条(据原中医研究院《伤寒论语译》本统计),甚至有如211条之"若重发汗者,亡其阳,谵语,脉短者死",294条之"少阴病,但厥无汗,而强发之,必动其血……下厥上竭,为难治"等言,可见误汗之危害程度,其间包括本不能汗及虽可汗而汗之太过两种情况。故临床于汗法之用,当量体质、病情而审慎之,与其救逆于后,何若审慎于前也。

[附 本问答有关《伤寒论》条文]

第83条 咽喉干燥者,不可发汗。

第84条 淋家,不可发汗,汗出必便血。

第85条 疮家虽身疼痛,不可发汗,汗出则痉。

第86条 衄家,不可发汗,汗出必额上陷,脉急紧,直视不能眴,不得眠。

第87条 亡血家,不可发汗,发汗则寒栗而振。

第88条 汗家重发汗,必恍惚心乱,小便已,阴疼,与禹余粮丸。

第211条 发汗多,若重发汗者,亡其阳,谵语,脉短者死,脉自和者不死。

第294条 少阴病,但厥无汗,而强发之,必动其血,未知从何道出,或从口鼻,或从目出者,是名下厥上竭,为难治。

46 问 第89条"胃中冷,必吐蛔"可必否?

曰 此条有两点需明确:一为"胃中冷"句前有"病人有寒,复发汗"句。"病人有寒",指患者体质平素阳气不足,"复发汗"则必指有外感表证,设无表证而但阳气不足,是平人亦可见者,

75

无发汗之理,惟素阳虚而复感外邪见表证者,始有忽于素质而用发汗之可能,自"复"字推之,其误于过汗者可知,惟其过汗,始可伤及胃阳而出现"胃中冷"情况。二为"吐蛔"。蛔非人人皆有,有蛔之人亦需蛔在胃中始可由吐而出,"胃中冷"固是蛔上入胃之因素,但更多见于蛔聚甚多之人,若蛔少而居于大肠,则虽"胃中冷"亦不能上入于胃也,故"必吐蛔"之"必"字当活看。"吐蛔"亦当活看,因无蛔之人及蛔在大肠者,虽吐亦无蛔可见也,况乎社会文明之进化,今人患蛔者少于古人多多矣。然而此条于"素有寒"而过汗伤阳可引起"胃中冷"之戒意,其当记取者不独在于"吐蛔",当在有诸禁汗之变症在也。

[附　本问答有关《伤寒论》条文]

第89条　病人有寒,复发汗,胃中冷,必吐蛔。

47问　汗、下之先后,究以何为据?

曰　病在表者宜汗,病在里者宜下;证之表急于里者,先汗而后下,里急于表者,先下而后汗,此是《伤寒论》治病大法,于第90条言之矣。然此第指实证而言,虚者不预也。《太阳篇》第90~94条对此叙述较为集中,宜互看串解。第91条之"伤寒,医下之",是指伤寒表实证,本宜汗,而医误用下法,下后"续得下利,清谷不止,身疼痛"是指下后持续便次多,而且所便为"清谷"。"清",稀之谓,亦为圊之异字。圊,如厕也,"谷",不消化物,其便如《内经》所言之"飧泄",甚则完谷不化,其中阳之伤可知,故曰"急当救里","救里宜四逆汤"是其治法;若误下后虽有"身疼痛",但非"下利清谷不止",而是"清便自调",则中阳未伤,此之"身疼痛"并非阳不布之失养于筋肉,而是表证不解之邪束,故"急当救表","救表宜桂枝汤"是其治法。第91条所言之据为由症之变化而定或表或里之救治,惟尤当察之于脉,此于第92、94条有言矣。第92条之"病发热头痛,脉反沉"本是麻辛附汤证,言"若不差",是用此汤而未愈,更见"身体疼痛",此亦可作第

91条"伤寒"之转注,即第91条之"伤寒"可有"发热头痛,脉反沉"见症,此不宜下者,即使是麻黄证,其不宜下者已如前述。第91条之下而见"下利清谷不止""身疼痛",是因下而伤中阳,第92条则素中阳不足,用麻辛附汤不足以愈而见"身疼痛",故均宜四逆汤救里,自此而推之,第92条宜救里者既为脉沉,则第91条之宜救里者脉亦必因误下而由浮紧转为"反沉"也。第94条则直以脉象辨先汗或先下之宜,惟各家对此条之脉象见解不一,兹以己见选择言之。本条之脉以"阴阳俱停"为基本点,此后以"但阳脉微者"为宜"先汗出而解",以"但阴脉微者"为宜"下之而解"。脉之"阴阳",《伤寒论》中有两种情况,一为寸主阳,尺主阴,一为浮取为阳,沉取为阴,究以何者为准,以互参条文所指及临床能见脉象而定,不应泥执一种。本条言"脉阴阳俱停",停者,促、结、代之属,此类脉象自是浮取、沉取均见,亦寸、关、尺之部一致可见,未有尺停而寸不停者,亦未有浮取停而沉取不停者,成无己等以"脉停"为脉象平和均匀为解释,则不独与停字为定止(见《说文新附》)、滞留(见《庄子·德充符》)之义有碍,亦与后文何以须"汗出而解""下之而解"相矛盾,盖此之"停"为阳气郁结来来,如人急奔而或蹶之状,故于正邪交争间若阳气得伸,则可有"必先寒栗,汗出而解",此盖"战汗"之象也,若脉象和平均匀,平人象也,何故而作此"战汗"哉。"阳脉微"、"阴脉微"之微,亦并非微弱之微,若以微弱为释,则阳脉停而微者,已是阳气不足,正属禁汗之例,岂可再作汗解,阴脉停而微者,已是阴之不足,286条明戒"少阴病,脉微,不可发汗,亡阳故也;阳已虚,尺脉弱涩者,复不可下",岂可再行"下之",汪琥《伤寒辨证广注》云:"脉微二字当活看,此非微弱之微,乃邪滞脉道细伏之义,邪滞于经,则表气不得条达,故阳脉微,邪滞于府,则里气不能通畅,故阴脉微",原中医研究院本全据此意为注,其于"邪滞脉道"之理则是矣,然而"微弱之微"与"细伏"相去几何,实等量而异词耳,惟程应旄《伤寒论后条辨》连接"脉阴阳俱停"解释此"微"为

77

"若见停止之脉，而仍不解者，必阴阳有偏胜之处也，但于三部停止中而阳脉微见者，即于阳微处知阳部之邪实盛"，"于三部停止中而阴脉微见者，即于阴微处知其阴部之邪实盛"，此是比较脉停见于阳脉阴脉间之轻重为言，于理允矣；然而既知本条之脉非微弱矣，亦当知此脉之阴阳非以尺、寸为言，而实指沉取浮取，盖浮主表，表为阳，脉浮而有力，结、促之象自然较沉取为明显，是邪盛于表，故可"汗出而解"，沉主里，里为阴，脉沉而有力，结、促之见自然较浮取为明显，是邪盛于里，故可"下之而解"，若以结、促脉之见于尺、寸轻重分阴阳，则关部之结、促何以言哉。第93条则为误下而复误汗之变症及治疗。言"太阳病，先下之而不愈"，即第90条之"本发汗，而复下之，此为逆也"及第91条之"伤寒，医下之"之变词及或词，指太阳病误下，但未至如第91条之"续得下利，清谷不止"程度，然而其里已虚，续以"因复发汗"之误，而致表亦虚，"以此表里俱虚"，此虚为正虚，不必拘于程应旄"阴液先亡"、"阳津亦耗"之说而定为津液之伤；因"其人因致冒"句，则知阳气尚有与邪争之力，是非阳独伤也，然而微矣，阳微，所以邪气可以为冒，因"冒家汗出自愈"句，则知阴伤之程度亦不甚也，否则无以为汗矣，能汗出故可以"表和"，于以知此虚为阳阴俱伤之正虚，亦知其虽虚而尚能抗邪之程度；原中医研究院《伤寒论语译》本以冒为"头目眩晕"之症，似不甚妥，夫冒者，壅蔽之义，《中国医学大辞典·冒》注为"郁冒之简称"，《说文》冒义为"冡（义为复）而前也"，郁者正气郁，冒者邪气冒蔽正气也，此症清阳不升不布，头目不清，蒙蒙然者诚有诸，其全身当尚有无汗不舒感也，如此，故能因阳气之得伸而"汗出自愈"；迨其表和冒解而里仍未和，"然后复下之"，张锡驹《伤寒论直解》言"然后者，缓词也，如无里证，可不必下也"，是当量情对待"复下之"矣。此条之误汗误下，均未造成虚寒程度，故不言救表、救里，然当其冒时，助之开表致汗非不宜者，不应待其"汗出自愈"，当其"里未和"而确有实证时，自亦可下者，此可与94条互为参酌而明之。

综上所述,可知先汗、先下之据在见症;发热之宜先下者,惟食滞壅积而引起发热者可用,以其热由滞起,滞去则热自退,若非此则仍以先表后下为宜。更知误汗、误下后救逆法之孰先救里、孰先救表之据亦在见症,但表逆者先救表,表里俱逆者当先救里,以里为本而表为标也。其先后用药之轻重,尤当参酌表证里证之程度及所伤之在阴、在阳程度为事矣。

[附 本问答有关《伤寒论》条文]

第90条 本发汗,而复下之,此为逆也,若先发汗,治不为逆;本先下之,而反汗之,为逆;若先下之,治不为逆。

第91条 伤寒,医下之,续得下利,清谷不止,身疼痛者,急当救里;后身疼痛、清便自调者,急当救表。救里宜四逆汤,救表宜桂枝汤。

第92条 病发热头痛,脉反沉,若不差,身体疼痛,当救其里,宜四逆汤。

第93条 太阳病,先下之而不愈,因复发汗,以此表里俱虚,其人因致冒,冒家汗出自愈,所以然者,汗出表和故也;里未和,然后复下之。

第94条 太阳病,未解,脉阴阳俱停,必先振栗,汗出而解。但阳脉微者,先汗出而解;但阴脉微者,下之而解。若欲下之,宜调胃承气汤。

第286条 少阴病,脉微,不可发汗,亡阳故也;阳已虚,尺脉弱涩者,复不可下之。

48问 小柴胡汤之使用范围如何?

曰 此应有六经所涉范围及症候范围两种。小柴胡汤为少阳病主方,然而亦散见于太阳、阳明、厥阴篇中。《伤寒论》中涉及小柴胡者共17条,见于《太阳篇》者11条,且小柴胡汤主治症首见于此篇第96条,《阳明篇》3条,《少阳篇》、《厥阴篇》、《阴阳易差后劳复篇》各1条。于此可知,小柴胡汤在六经中之使用范围并不局限于少阳一经,所以然者,因外邪于六经之传变视何经之虚以入,而不以次,但以兼见小柴胡汤部分主症为据。故小柴胡汤于六经范围使用中,有合病、并病、过经,有返邪于表,有和解表里3个方面。其一,如《太阳篇》第37条言"太阳病,十日以去","外已解也",而见小柴胡汤证,第96条之"伤寒五六日"而纯见小柴胡汤证,以及第97、101、149条等,均属太阳证已罢,因少阳经气虚而邪气不入阳明,过经径入少阳者;第99条之"伤寒四五日,身热恶风,颈项强"等太阳证未罢,而已见"胁下满"之少阳病,第148条"伤寒五六日",有"头汗出,微恶寒,手足冷"等太阳证而兼见"心下满,口不欲食"之少阳证,条文分析为邪在半表半里,此均属太、少并病;《阳明篇》第229、230、231条,均有阳明证之"潮热"复有少阳证之"胸胁满"或"胁下及心痛",亦均属阳明少阳并病,其第231条有"阳明中风"之言,可知有表证,是当为三阳合病者矣。其二为使邪由少阳还于表而解,如《太阳篇》第144条"此为热入血室,其血必结,故使如疟状"之用小柴胡汤,系因血室隶于肝,肝与胆为表里,胆为少阳之腑,复因其"经水适断",血室空虚,邪热但踞于血室而实无血与之相结,故可以小柴胡使热由少阳外解,此与《厥阴篇》第379条之厥阴病但见"呕而发热者"同属还邪于表之用。其三为和解表里,如《太阳篇》第148条已明言"此为半在里半在外也"而用小柴胡汤,《阴阳差后劳复篇》第394条之"伤寒差后,更发热,小柴胡汤主之"之原因,亦在余邪未尽,需和其表里也,故需据其"脉浮者",若"脉沉实"则为里有实矣;所谓和解者,和复其正气,解其邪气,非正与邪和也,自《素问·热论》"三阳经络皆受其病,而未入于脏者,故可汗而已"之旨观之,则所谓和解,仍寓透达外解之意,惟不能为大汗耳。

　　小柴胡汤使用范围之于症候方面,是临床之最要依据,故必须认清其主要症状。《伤寒论》有关小柴胡汤之17条条文中,第98条为"柴胡汤不中与也",实用小柴胡汤主之者16条,16条中言"往来寒热"者5条,言"身热"或"发热"者4条,言"潮热"者4条,言"微恶寒"者1条,不言发热者为第37条之"太阳病""外已解"而有"胸满胁痛"症和第100条之"阳脉涩,阴脉弦"兼有"腹中急痛"共2条,此种情况提示小柴胡汤证绝大多数是有发热症的,其间尤以"往来寒热"为多见,即如第394条之"伤寒差后更发热"之"发热",不论其发于午前、午后或黄昏,实亦必先微恶寒,随后微热,得汗而退如少阳热者。余初学医时患直中手少阴昏迷,复后低热如之,师以小柴胡调理二周始平复,故发热,尤以往来寒热为小柴胡主症之一。小柴胡之另一主症为"胸胁苦满"或"硬痛",甚则心腹痛,16条中言此者13条,其间第149条以"柴胡汤证具"赅之,仅第144条热入血室者未言,然其重者亦未必不见胸胁不舒症,《厥阴篇》第379条无此症者,以邪入之深,但因其"呕而发热",示可还邪于腑而外出,《阴阳差后劳复篇》第394条无此症者,以微邪未尽,但需和解表里耳。用小柴胡汤16条中,尚有"嘿嘿不欲饮食"及呕或哕者8条,如以101条之"有柴胡症,但见一症便是,不必悉具"赅入则为9条,此类消化道症状较之"或渴或不渴""或心下悸,小便不利""或咳"等症为多见,亦是临床所宜依据的一组症状。小柴胡汤证之脉象,第37条言"脉浮细",第100条言"阳脉涩,阴脉弦",第148条言"脉细""脉沉""脉沉紧",第266条言"脉沉紧",第231条言"脉弦浮大",其间之细脉,是弦脉的缩小,紧脉是弦脉张力的加大,总未离弦象。弦主肝,弦细主胆,肝胆为表里关系,故弦或细是少阳多见脉象。第37条之浮,系因"太阳病十日以去","外已解"而未尽,第231条之浮系因"阳明中风""外不解",均因兼见"胸满胁痛"或"胁下及心痛"而与少阳合病,非少阳本症为主,用小柴胡者,以其兼可达表也。

于小柴胡汤两个使用范围之分析可知,症是主要依据,不论何经皆然,于症之主次中亦需以主症为主要依据,其或见症当与其他症综合分析,不能以"但见一症便是"而尽用小柴胡汤也。

三、《伤寒论》研究部分

[附 本问答有关《伤寒论》条文]

第96条 伤寒五六日,中风,往来寒热,胸胁苦满,嘿嘿不欲饮食,心烦喜呕,或胸中烦而不呕,或渴,或腹中痛,或胁下痞硬,或心下悸,小便不利,或不渴,身有微热,或咳者,小柴胡汤主之。

第97条 血弱气尽,腠理开,邪气因入,与正气相搏,结于胁下,正邪分争,往来寒热,休作有时,嘿嘿不欲饮食,脏腑相连,其痛必下,邪高痛下,故使呕也,小柴胡汤主之。服柴胡汤已,渴者,属阳明,以法治之。

第98条 得病六七日,脉迟浮弱,恶风寒,手足温,医二三下之,不能食,而胁下满痛,面目及身黄,颈项强,小便难者,与柴胡汤,后必下重;本渴、饮水而呕者,柴胡汤不中与也。食谷者哕。

第99条 伤寒四五日,身热恶风,颈项强,胁下满,手足温而渴者,小柴胡汤主之。

第100条 伤寒,阳脉涩,阴脉弦,法当腹中急痛,先与小建中汤。不差者,小柴胡汤主之。

第101条 伤寒、中风,有柴胡症,但见一症便是,不必悉具,凡柴胡汤病证而下之,若柴胡症不罢者,复与柴胡汤,必蒸蒸而振,却发热汗出而解。

第104条 伤寒十三日不解,胸胁满而呕,日晡所发潮热,已而微利,此本柴胡症,下之以不得利;今反利者,知医以丸药下之,此非其治也。潮热者,实也,宜先服小柴胡汤以解外,后以柴胡加芒硝汤主之。

第144条 妇人中风,七八日续得寒热,发作有时,经水适断者,此为热入血室,其血必结,故使如疟状,发作有时,小柴胡汤主之。

第148条 伤寒五六日,头汗出,微恶寒,手足冷,心下满,口不欲食,大便硬,脉细者,此为阳微结,必有表,复有里也。脉沉,亦在里也,汗出为阳微。假令纯阴结,不得复有外症,悉入在里。此为半在里半在外也,脉虽沉紧,不得为少阴病,所以然者,阴不得有汗,今头汗出,故知非少阴也,可与小柴胡汤。设不了了者,得屎而解。

第149条　伤寒五六日,呕而发热者,柴胡汤症具,而以他药下之,柴胡症仍在者,复与柴胡汤,此虽已下之不为逆,必蒸蒸而振,却发热汗出而解。若心下满而硬痛者,此为结胸也,大陷胸汤主之。但满而不痛者,此为痞,柴胡不中与之,宜半夏泻心汤。

第229条　阳明病,发潮热,大便溏,小便自可,胸胁满不去者,与小柴胡汤。

第230条　阳明病,胁下硬满,不大便而呕,舌上白苔者,可与小柴胡汤。上焦得通,津液得下,胃气因和,身濈然汗出而解。

第231条　阳明中风,脉弦浮大而短气,腹部满,胁下及心痛,久按之气不通,鼻干不得汗,嗜卧,一身及目悉黄,小便难,有潮热,时时哕,耳前后肿,刺之小差,外不解。病过十日,脉续浮者,与小柴胡汤。

第266条　本太阳病不解,转入少阳者,胁下硬满,干呕不能食,往来寒热,尚未吐、下,脉沉紧者,与小柴胡汤。

第379条　呕而发热者,小柴胡汤主之。

第394条　伤寒差以后,更发热,小柴胡汤主之。脉浮者,以汗解之。脉沉实者,以下解之。

83

49问　第98条不宜用小柴胡汤,第231条"与小柴胡汤",然而其"面目及身黄"、"小便难"等症相同,"胁下满痛"与"胁下及心痛"亦相类,其故在何?

日　此当于其他不同症状及病史不同处分析。第98条"得病六七日,脉迟浮弱,恶风寒,手足温"一组症状,与《太阴篇》第278条之"伤寒脉浮而缓,手足自温者,系在太阴"所言正同,此本太阴表证,不得用下法,而"医二三下之",致出现"不能食而胁下满痛,面目及身黄,颈项强"等症状,此又与《太阴篇》第273条"若下之,必胸下结硬"及第279条"医反下之,因而腹满时痛者,属太阴也"等所言同机;太阴病本属里虚寒,因有表证,虽"手足温"而身不热,本宜桂枝汤辈,误下则表阳亦陷而表里俱寒,太阴机滞则"胁下满痛",虚寒不化湿而寒湿两停,则"面目及身黄"矣;太阴病本可发黄,但第278条之"太阴当发身黄",为自身之寒湿阻滞,98条则为因下而成,其来势当急于自发黄者;太阴病"若小便自利者,不能发黄",第98条则下后而"小便难",湿无自去之路矣;颈项强者,虚寒而经输不利也,此之"胁下满痛",虽为少阳主症之一,然因太阴之虚寒不运,胆液郁而不得下输,郁则"胁下满痛",不得下输故兼见"面目及身黄",此症盖后世所称"阴黄"之属,不得以柴胡主事矣;"与柴胡汤,后必下重"者,以太阴不运而徒泄胆气,复以黄芩之苦寒,寒湿下注而来也。余前言"其或见症当与其他症综合分析,不能以但见一症便是而尽用小柴胡"之理,于此可见,即使少阳主症若无往来寒热同见,亦不尽可用小柴胡也。

第231条之"胁下及心痛""一身及目悉黄,小便难"症虽与第98条同,然形成之机不同,此为"阳明中风",见"脉弦浮大"而非"脉迟浮弱",属热入阳明少阳,故"有潮热""耳前后肿"等症,其"短气,腹部满""时时哕"等均为热郁胃气不利而来,"鼻干不得汗",是热盛而尚有太阳表证,此机较之第98条,寒热大相径庭,此虽可用小柴胡清舒少阳之气,以解"胁下及心痛""鼻干不得汗"亦或可因柴胡之外解而愈,然柴胡究非阳黄之正治,当复以栀、黄、滑石之可清阳明热盛者,柴胡于此不能竟事也。又如"耳前后肿"一症,虽属少阳经郁热之甚而来,用柴、芩之清解,理则是矣,然力不足,如杯水车薪,亦当复以"普济消毒"法矣。

上述两条之区别,实于第99条已有所示,第99条之"恶风颈项强,胁下满,手足温",与98条之"恶风寒,手足温""胁下满痛""颈项强"亦类似,然第99条有"身热"有"渴",虽不言脉而与第98条之"脉迟浮弱"不同已可见,且第98条之"胁下满痛""颈项强"见于误下之后,虚寒而邪陷与热邪自入自是不同,故99条可用柴胡也。

［附　本问答有关《伤寒论》条文］

第 98 条　（见前）

第 231 条　（见前）

第 278 条　伤寒脉浮而缓,手足自温者,系在太阴,太阴当发身黄。若小便自利者,不能发黄。至七八日,虽暴烦下利日十余行,必自止,以脾家实,腐秽当去故也。

第 273 条　太阴之为病,腹满而吐,食不下,自利益甚,时腹自痛,若下之,必胸下结硬。

第 279 条　本太阳病,医反下之,因而腹满时痛者,属太阴也,桂枝加芍药汤主之。大实痛者,桂枝加大黄汤主之。

50 问　第 100 条:"伤寒,阳脉涩,阴脉弦,法当腹中急痛"。此处"阳脉涩,阴脉弦"当如何理解?

曰　关于本条此句,原中医研究院《伤寒论语译》本及《医宗金鉴》均言"浮取为阳,沉取为阴",《伤寒来苏集》以寸为阳、尺为阴,我见过浮取涩、沉取弦之脉象,未见过寸脉涩、尺脉弦之脉象,亦见过寸大而尺弦脉象,然多非热性病。我以为若无少阳热型,且竟然不发热而见浮取涩、沉取弦之脉,当属里虚寒证,新凉之邪袭人而又血管硬化之患者,亦可见浮涩、沉弦脉。对古人两种不同见解,我以浮取涩、沉取弦之解为是,因浮涩为气血运行不足,沉弦为脉道挛急,符合"腹中急痛"病机,若涩见于寸,当有胸痹症状,不当为"腹中急痛"。

85

［附　本问答有关《伤寒论》条文］

第 100 条　（见前）

51 问　第 100 条"伤寒,阳脉涩,阴脉弦,法当腹中急痛",第 102 条"伤寒二三日,心中悸而烦者",均用小建中汤,其间有何关系?

曰　两条均言"伤寒"。自 100 条言"先与小建中汤,不差者,小柴胡汤主之",联系 102 条言"伤寒二三日"推之,知均有发热,均尚未离三阳,然则脉涩为气血不足,阳脉涩则为表之气血不足,弦主痛,由脉道拘挛而然,弦又主肝胆,阴脉弦则为里虚寒而肝胆之气不舒,此症里虚寒而表之气血复不足,非发汗所宜,《伤寒论》大法于此均先里而后表,故先以小建中建立中气,设"腹中急痛"缓而仍表热不解,再与小柴胡和解,则里之虚者可支,虽不大汗而热可退。第 102 条之"心中悸而烦",心中当指胸中上脘之区,非真手少阴之心中,悸为气虚,是中气虚,烦则热郁可见,阴血不足亦可见,故此"悸而烦"者,亦里不足也,较之第 100 条为轻耳,与小建中汤之意亦与第 100 条同。第 100 条未言脉,然中虚者均不宜汗、下则为大法,若服小建中后"心中悸而烦"除而热未解者,当仍可仿第 100 条用小柴胡也。

如上所析,两条之关系,只在重与轻间,用小建中之义则同。小建中汤为桂枝汤加饴,倍芍药量,易桂枝汤之芍药佐桂枝为桂枝佐芍药,易散而助表为敛而补中,其加饴者为"脾欲缓,急食甘以缓之"之义,以其甘敛,故方后言"呕家不可用",或且苔白而腻,脾胃之湿寒者亦非宜也,此与第 279 条之"太阳病,医反下之,因而腹满时痛"之邪陷太阴而用桂枝加芍药汤,尚有虚实之异,与夹湿之不同也。

[附　本问答有关《伤寒论》条文]

第 100 条　（见前）

第 101 条　（见前）

第 102 条　伤寒二三日,心中悸而烦者,小建中汤主之。

第 279 条　（见前）

52 问　第 103、104、105 条皆为误下而复用下法之治,然方药不同,第 103 条用大柴胡汤,第 104 条用小柴胡汤加芒硝,第 105 条用调胃承气汤,其区别在何?

曰　此 3 条皆为"过经"症,而所过之经不尽相同,皆为误下症,而所用之下药峻缓不同;皆有可下症,而可下之症轻重不同,兹分言之。

第 103 条明言"太阳病,过经十余日",误下后而"柴胡症仍在",知所过之经为少阳经;言"反二三下之,后四五日,柴胡症仍在者",则知所下之药非峻剂,邪未离少阳,胃阳亦未受伤而成虚寒;言"与小柴胡"后"呕不止",知柴胡证未罢。而复见"心下急,郁郁微烦"症,是少阳未罢,因误下而入结阳明,然阳明之腑结亦未因下而除,故"为未解也"句系两指少阳阳明未解,已无太阳证在内,故可用大柴胡汤。此方由小柴胡增损而来,增大黄者所以荡涤阳明之热滞,加芍药、枳实者,为以佐柴胡解其外而和其内也,重用生姜者,为"呕不止"也,去参、甘者以里不虚也,此亦所以别于小柴胡而称大柴胡之义也。此方为此 3 条可下症中之症实而重者。

第 104 条不言过经,而言"伤寒十三日不解",症见"胸胁满而呕,日晡所发潮热",言"此本柴胡症",则此之"胸胁满而呕"是少阳证,"日晡所发潮热"是阳明证,故此之"本柴胡症"当为本大柴胡汤证,是则亦为太阳过经入少阳、阳明者也;于"下之以不得利"句,知此症本当用大柴胡下之,然而"医以丸药下之",此丸药当如许叔微言为"巴豆小丸子药",从而大伤胃气,强迫溏粪下出而见"已而微利"症,此与第 103 条较之,虚、实攸分矣,诚如汪琥言:"此时若仍用大柴胡,则枳实、大黄之峻,胃中之气已不堪受其削矣,故易以小柴胡加芒硝汤,用人参、甘草以扶胃气,且'微利'之后,溏者已去,燥者自留,加芒硝能胜热攻坚,又其性速下而无碍胃气,乃一举而两得也"。

第 105 条言"伤寒十三日,过经"而见"谵语者",知此所过之经非少阳而为阳明。阳明热结而谵语,本为可下之症,故言"当以汤下之",而医以丸药峻下之,伤胃与第 104 条同,故亦见"反下利",亦与第 104 条同为溏者已去而燥自留之热结旁流症。言"若自下利者,脉当微厥,今反和者,此为内实",此所以鉴别自利与误下之利;"脉当微厥"句,古人有以脉微肢厥为解,有以脉象为解,按句义当为脉象,厥者阴阳不相顺接,指脉来微见不续,虚寒也,今下后仍有下利症而不见此脉,故称"反和","反和"者相对"脉当微厥"而言,非真脉象调和也,当指非虚寒之脉而为实脉,谵语而见脉实,故云"此为内实也",若真为调和之脉,便非"内实",便不能以"调胃承气汤主之"矣。本条区别于第103、104条者,为太阳过经入阳明,阳明腑结,故不用柴胡剂,因峻下伤胃气而腑结仍未除,故用轻下剂;以甘草调和胃气,以芒硝软坚而止旁流之利,用大黄清阳明而止谵语;仲师于下利谵语者,多主小承气汤,因此条之下利为峻下伤胃而来,故不用朴、枳之降气,而用甘草之调胃和中,此正与第29条之"若胃气不和,谵语者"用调胃承气有同义也。

[附　本问答有关《伤寒论》条文]

第103条　太阳病,过经十余日,反二三下之,后四五日,柴胡症仍在者,先与小柴胡。呕不止,心下急,郁郁微烦者,为未解也,与大柴胡汤下之,则愈。

第104条　(见前)

第105条　伤寒十三日,过经谵语者,以有热也,当以汤下之。若小便利者,大便当硬,而反下利,脉调和者,知医以丸药下之,非其治也;若自下利者,脉当微厥,今反和者,此为内实也,调胃承气汤主之。

53问　伤寒蓄血证,第106条言"太阳病不解","其外不解者尚未可攻",第124条言"太阳病六七日,表症仍在"而竟然用抵当汤。同有表证而一不可攻,一则可攻,应如何理解?

曰　蓄血之成因,为太阳病随经入腑,热与血结,亦有因阳明病热与血结于下焦而成者,故蓄血证均兼发热,如《太阳篇》第106条之"太阳病不解",第124条之"太阳病六七日表证仍在",第125条言"太阳病",第126条言"伤寒有热",《阳明篇》第237条言"阳明症",第257条言"发热七八日",均示有热,然而热型不同。《伤寒论》中言及何经则必有何经症状，太阳病之热概为二种，一为恶寒、无汗发热，一为恶风、有汗发热，阳明病之热为有汗，不恶风寒，但发热，或潮热；太阳病无汗恶寒之发热为表闭证，即后世所称之表实证，有汗恶风之发热则为表气已开之表虚证。《伤寒论》之辨治大法为先表后里，表里俱实者先救其表，表实里虚者先救其里，此是为邪正之虚实计；又当析其发热之因于表抑或因于里而起，如阳明腑实证之热系于胃之积滞或燥矢，夺其里则发热自解，太阳之热系在外邪束表，解其外则热自退，此是为邪气之缓急位置计。凡此均属矛盾双方之辨析及矛盾面重点所在之辨析，为临床辨证中所不能忽视者。自此综合推理，则第106条之"太阳病不解"，"其外不解者"所以"尚未可攻"，当指无汗恶寒之表实证，邪实于表而攻里之血，则邪尽入里，血热愈结矣。第124条虽言"表症仍在"，而见"脉微而沉"，脉微指对脉紧而言之如桂枝汤之脉缓，脉沉指病之重点不在表，钱潢《伤寒溯源集》有言："若表证仍在者，法当脉浮，今反脉微而沉，又非邪气在表之脉矣，邪气既不在表，则太阳之邪当陷入而为结胸矣，今又反不结胸而其仍发狂者何也，盖以邪不在阳分气分，故脉微，邪不在上焦胸膈而在下，故脉沉"，此时之所谓"表证仍在"，当如桂枝汤证之自汗、发热、微恶风，此时玄府已开，表邪已有去路，且荣卫不和者亦可见此种热型，蓄血证血结而气未必尽和，此于"少腹当硬满"句可知，亦于近代瘀血证中有见发热者可证，故此之"表证仍在"与第106条之"其外不解者"病机不同，故可径行攻瘀。

继而需辨者为瘀结程度，第106条但言"太阳病不解"而不言脉象，第124条则明言"太阳病六七日，表症仍在"，而"脉微而沉"，脉之辨已如前述，于病位之在表在里，两条文亦已示有别。第106条言"外不解"而症见"其人如狂"，此为表邪随经入腑"热结膀胱"，此时若得"血自下"则膀胱之热可解，故此之"血自下，下者愈"为指病邪自解之理，非指用桃核承气之据，若血不自下且"外已解,但少腹急结"而仍有"其人如狂"症者,始"宜桃核承气汤"。似此计之,此为热邪初与血结,热盛而血未尽瘀者,是蓄血症之初病阶段,故以调胃承气清胃热,加桃仁以行血,加桂枝以通血脉兼透气分。第124条则病经六七日,表症未尽而脉见"微而沉",是邪内陷,然而不见结胸症,而见"其人发狂"、少腹硬满症,是病之重点为"热在下焦",此时正需如125条所言,辨其"若小便不利者,为无血也",属热未与血结,若"小便自利,其人如狂者,血症谛也",是热与血搏而成瘀结,此时治法必需"下血乃愈",故此之"下血乃愈"非属106条有可愈之机,而为治法之要求,此较第106条之血热相搏为甚而且成瘀,故用抵当汤。方中水蛭、虻虫、桃仁等之攻坚逐瘀者,力倍于桃核承气多多矣。似此而论,是第106条与第124条之血瘀有轻重之别,亦桃核承气与抵当汤于蓄血证中所用之别也。又,第237条之"其人喜忘"而非"如狂",屎虽硬而色黑便易,为区别蓄血之新旧及与阳明腑实之区别,亦当有以辨别。

[附　本问答有关《伤寒论》条文]

第106条　太阳病不解,热结膀胱,其人如狂,血自下,下者愈。其外不解者,尚未可攻,当先解其外,外解已,但少腹急结者,乃可攻之,宜桃核承气汤。

第124条　太阳病,六七日,表证仍在,脉微而沉,反不结胸,其人发狂者,以热在下焦,少腹当硬满,小便自利者,下血乃愈,所以然者,以太阳随经,瘀热在里故也,抵当汤主之。

第125条　太阳病,身黄,脉沉结,少腹硬。小便不利者,为无血也;小便自利,其人如狂者,血症谛也,抵当汤主之。

第126条　伤寒有热,少腹满,应小便不利,今反利者,为有血也,当下之,不可余药,宜抵当丸。

第237条　阳明症,其人喜忘者,必有蓄血。所以然者,本有久瘀血,故令喜忘,屎虽硬,大便反易,其色必黑者,宜抵当汤下之。

第257条　病人无表里症,发热七八日,虽脉浮数者,可下之。假令已

下,脉数不解,合热则消谷善饥,至六七日不大便者,有瘀
血,宜抵当汤。

54 问 蓄血证与阳明腑实证鉴别要点如何?

曰 《伤寒论》言蓄血者《太阳篇》4条,《阳明篇》2条,6条
中均有发热,其热或兼恶寒(第106条"太阳病不解""当先解其
外",第124条"太阳病,六七日,表症仍在",均示有恶寒发热),
或不兼恶寒(第126条只言"伤寒有热";第257条"发热七八
日"。另125条之"太阳病,身黄""其人如狂",及第237条之"阳
明病,其人喜忘",均属瘀热互结而来,计当均有发热)。此种热
型与腑实证之日晡所潮热(大、小承气证)自有区别,其不尽然者
惟调胃承气之"蒸蒸发热"(第248条)有易混处,然有腹症可资
区别。蓄血证之腹症为"少腹急结"或"硬满"(第106、124、125
条),腑实证则为腹满痛(第207、208、212、213、214、215、217、
238、239、241、242、248、249、250、251、253、255等条),腹诊时虽
同于蓄血证有拒按象而于左下腹部往往有屎形可及。其于大便
状况:腑实证多有不大便或大便难、或大便硬(大、小承气证),蓄
血证则无此症状,虽阳明蓄血屎硬(第237条)或"六七日大便不
解"(第257条),但有便易而色黑(第237条)情况。其于小便情
况,蓄血证多"小便自利"(第124、125、126条),腑实证则多数为溲
黄赤或涩,第251条虽言"须小便利,屎定硬,乃可攻之,宜大承气
汤",然此为或见症,为界定峻攻而言,故其前有"小便少者"之言
也。两证于神志方面亦有不同,蓄血证多"其人如狂"(第124、
125、126条)或"其人喜忘"(第237条),腑实证则多为烦躁谵语,
甚则循衣摸床,如见鬼状(大、小承气证),惟调胃承气证因燥结不
甚而此症可不常见,但当其热结旁流而燥屎不去时,亦或不免也。

两证于上述之热型、腹症、二便及神志等方面,其单症或有
相同,然综合而析之,自可区别,且《伤寒论》中于此未言舌象,
《温病条辨·中焦篇》第1条则明言腑证有"舌苔老黄,甚则黑有

91

芒刺"，其 6 条则综合而言"面目俱赤，肢厥，甚则通体皆厥，不瘈疭，但神昏，不大便七八日以外，小便赤，脉沉伏，或并脉亦厥，胸腹坚满，甚则拒按，喜凉饮者，大承气汤主之"，虽就典型重症而言，然更参该书下焦篇第 21 条"少腹坚满，小便自利，夜热昼凉，大便闭，脉沉实者，蓄血也，桃仁承气汤主之，甚则抵当汤"条文，于两证之区别，自可明确。

古人于蓄血证之"血自下"均主为大便下血，如钱潢云："注家有血蓄膀胱之说，尤为不经，盖太阳在经之表邪不解，故热邪随经内入于腑，而瘀热结于膀胱，则热在下焦，血受煎迫故溢入回肠，其所不能自下者，蓄积于少腹而急结也，膀胱为下焦清道，其蒸腾之气，由气化而入，气化而出，未必能藏蓄血也。若果膀胱之血蓄而不行，则膀胱瘀塞，所谓少腹硬满，小便自利者，又何自出乎"，此解证之于《伤寒论》第 124、125、126 条之"小便自利"，第 237 条之"屎虽硬，大便反易，其色必黑"，甚为合理。然而对照于近日临床可见"血自下"症者，一为肠伤寒之大肠出血，一为热伤膀胱血络之小便血尿，此两症均非桃核承气或抵当汤可孟浪运用者，当从叶氏"凉血散血"治则，《温病条辨·下焦篇》第 20 条言"大便黑而易者，有瘀血也，犀角地黄汤主之"，可移治于肠出血。余则曾以苦寒凉血之芩、连、柏、赤芍、丹皮、白头翁治愈舍弟狂躁、便黑如柏油之湿温病，至于热病溲血，当用小蓟饮子、八正散之属以清热凉血止血；桃核承气与抵当汤仅宜于热与血结而瘀之未下血时，兼见躁狂或昼凉夜热症者，如热入血室证中"经水适来"而不畅，或病热而经水及期未行，有谵语或"如见鬼状"症时用之，庶几血行则邪热亦解也。

[附 本问答有关《伤寒论》条文]

第 106、124、125、126、237、257 条等有关蓄血证诸条文（均见前）

第 207 条 阳明病，不吐不下，心烦者，可与调胃承气汤。

第 208 条 阳明病，脉迟，虽汗出不恶寒者，其身必重，短气，腹满而喘。有潮热者，此外欲解，可攻里也。手足濈然汗出者，此大便已硬也,大承气汤主之。若汗多,微发热恶寒者,外未解也,其热不潮,未可与承气汤;若腹大满不通者,可与小承气汤,微和胃气,勿令至大泄下。

第212条 伤寒若吐若下后不解,不大便五六日,上至十余日,日晡所发潮热,不恶寒,独语如见鬼状。若剧者,发则不识人,循衣摸床,惕而不安,微喘直视。脉弦者生,涩者死。微者,但发热谵语者,大承气汤主之,若一服利,则止后服。

第213条 阳明病,其人多汗,以津液外出,胃中燥,大便必硬,硬则谵语,小承气汤主之;若一服谵语止者,更莫复服。

第214条 阳明病,谵语,发潮热,脉滑而疾者,小承气汤主之。因与承气汤一升,腹中转气者,更服一升,若不转气者,勿更与之。明日又不大便,脉反微涩者,里虚也,为难治,不可更与承气汤也。

第215条 阳明病,谵语,有潮热,反不能食者,胃中必有燥屎五六枚也,若能食者,但硬尔,宜大承气汤下之。

第217条 汗出谵语者,以有燥屎在胃中,此为风也。须下者,过经乃可下之。下之若早,语言必乱,以表虚里实故也。下之愈,宜大承气汤。

第238条 阳明病,下之,心中懊恼而烦,胃中有燥屎者,可攻。腹微满,初头硬,后必溏,不可攻之;若有燥屎者,宜大承气汤。

第239条 病人不大便五六日,绕脐痛,烦躁,发作有时者,此有燥屎,故使不大便也。

第241条 大下后,六七日不大便,烦不解,腹满痛者,此有燥屎也。所以然者,本有宿食故也,宜大承气汤。

第242条 病人小便不利,大便乍难乍易,时有微热,喘冒不能卧者,有燥屎也,宜大承气汤。

第248条 太阳病三日,发汗不解,蒸蒸发热者,属胃也,调胃承气汤主之。

第249条 伤寒吐后,腹胀满者,与调胃承气汤。

第250条 太阳病,若吐、若下、若发汗后,微烦,小便数,大便因硬者,与小承气汤和之愈。

第251条 得病二三日,脉弱,无太阳、柴胡症,烦躁,心下硬,至四五日，虽能食，以小承气汤少少与微和之，令小安。至六日，与承气汤一升。若不大便六七日，小便少者，虽不受食，但初头硬，后必溏。未定成硬，攻之必溏。须小便利，屎定硬，乃可攻之，宜大承气汤。

第252条　伤寒六七日，目中不了了，睛不和，无表里症，大便难，身微热者，此为实也，急下之，宜大承气汤。

第253条　阳明病，发热汗多者，急下之，宜大承气汤。

第254条　发汗不解，腹满痛者，急下之，宜大承气汤。

第255条　腹满不减，减不足言，当下之，宜大承气汤。

55 问　第107条"伤寒八九日，下之，胸满烦惊，小便不利，谵言，一身尽重，不可转侧者"之机理究如何？

日　此条之误下，张璐、吴仪洛等古人均主自少阳经误下，近时成都中医学院《伤寒论释义》亦主此说，此盖据用方为小柴胡出入也。原中医研究院《伤寒论语译》本则但言"伤寒已八九日，误用攻下后，邪气内陷"，不云必自少阳，此盖据条文未言少阳而来，我则以为不仅不必定其自何经误下，且可有邪由未经误下而自入者。惟其邪热入里，故可如陷胸、虚痞之"胸满"症，烦而惊者亦热扰也，"小便不利"者，热郁而耗津也，"谵言"者热扰而神明不慧也；"一身尽重，不可转侧"，张璐以为系"邪气结聚痰饮于胁中，故令不可转侧"，此于素有痰饮之体经误下而相结者为然，设非素有痰饮则理不达矣，且治用柴胡加龙骨牡蛎汤而非小陷胸辈，是可知此症为热邪伤胃而来，属"正气虚耗"（《伤寒类方》语）者，于此之辨，当据舌苔之红涩与润滑分之，舌红而苔润滑者热痰相结也，舌红苔少而涩者胃之气阴伤也。此条各症若见于邪自入者，则多见于湿温之邪传胸膈期，必有舌红苔腻，谵语亦多见于午后、日晡间，午前神当多慧也，于此则非柴胡加龙骨牡蛎汤所宜者，当以辛开苦降为事，轻则蒿芩清胆，菖蒲郁金辈，重则金匮泻心汤亦可酌参。

柴胡加龙骨牡蛎汤中用柴胡领内陷之邪由半表半里而出，

用桂枝协同达表,此盖因邪陷于胸脘间,未离少阳、阳明之分,犹可挽而出也;用大黄、黄芩以泄两阳在里之热;用人参、大枣以济因下而伤之气阴;茯苓利水而不伤阴,且用兼安神,于烦、惊、小便不利三症俱宜;半夏通阴阳,犹与小柴胡用此药同义;世本于龙、牡、铅丹用于本方之解,但言其"收敛神气而镇惊"之用,按《本草经》载龙骨"主治心腹鬼疰""小儿热气惊痫",陶弘景增注"治心腹烦满",牡蛎"主治伤寒寒热,温疟洒洒,惊恚怒气",铅丹主治"惊痫、癫疾,除热,下气",《伤寒论·序》中提及之"胎胪药录",当赅及《本草经》,是则此三药在当时之用,不独在于镇惊,尚以之除热也。余带领北京市第一届西学中人员实习时,同学间有据此用龙、牡于高热神昏患者,未见涩敛之弊,此方中伍以柴、桂之透达,尤可无虑矣,试观第112条之火逆,用桂枝去芍药加蜀漆牡蛎龙骨救逆汤以治其"惊狂、卧起不安",第118条之火逆、误下、烧针三误,用桂枝甘草龙骨牡蛎汤以治其烦躁,其"惊狂""烦躁"者既因火逆而起,则知亦必有热,其用龙、牡而伍桂枝之理当亦有同于此也。古注均以桂枝加龙牡方中之桂枝为救阳亡,盖起于112条方名中有"救逆"字,夫"惊狂,卧起不安"既起于"火迫劫之",则必有过汗伤津而致热扰神明,津者阴属,是阴伤也,故方中以龙、牡镇惊清热而敛阴气,蜀漆亦为清热设,如《本经》言其"主治疟及咳逆寒热"之意,此条之所言"亡阳",《医宗金鉴》言"盖由火劫之误,热气从心,且大脱津液,神明失倚也",方有执谓"亡阳者,阳以气言,火能助气,甚则反耗气也",是知"亡阳"只指心气伤于火热也,非真阳之亡也,故桂枝之于此方,其用与柴胡加龙骨牡蛎汤义同,只是透达气分。第118条火逆而复误下,由其误下而伤中阳者容或有之,见症只是"烦躁",未如第112条之有"惊狂",是伤之轻者,然而柯韵伯于桂枝甘草龙骨牡蛎汤《医方论》尚曰"近世治伤寒者无火熨之法,而病伤寒者多烦躁、惊狂之变,大抵用白虎、承气辈,作有余治之,然此证属实热者固多,而属虚寒者间有,则温补安神之法,不可废也,更有阳盛阴虚而见此症者,当用炙甘草加减",此种辨证之言,启示后人临床活法,尤以辨舌为要,以求伤阴或伤阳之据,且柯氏以二方之用龙、牡为"取其咸以补心,重以镇怯,涩以固脱",使"肾家既有既济之力,此虚则补母之法"(见《伤寒附翼》桂枝去芍药加蜀漆龙骨牡蛎救逆汤条),是与《温病条辨》中一甲、二甲、三甲方用牡蛎之义同矣,故方药于临证之主次配伍,亦当随症增减,否则若不以龙、牡为救逆主药,而以桂枝为救由热伤心气之"亡阳"主药,不犹抱薪以救火乎!

[附　本问答有关《伤寒论》条文]

第107条　伤寒八九日,下之,胸满烦惊,小便不利,谵言,一身尽重,不可转侧者,柴胡加龙骨牡蛎汤主之。

第112条　伤寒,脉浮,医以火迫劫之,亡阳,必惊狂,卧起不安者,桂枝去芍药加蜀漆牡蛎龙骨救逆汤主之。

第118条　火逆下之,因烧针烦躁者,桂枝甘草龙骨牡蛎汤主之。

56 问　第108、109条等"刺期门"之机理在何?

曰　《伤寒论》言"刺期门"者5条,《太阳篇》4条(第108条、109条、142条、143条),另有第171与142条同为"太阳少阳并病",症亦相同,不言"刺期门"而余穴相同,当为第142条"慎不可发汗"之禁汗外重申"慎勿下之"之禁下,治法非定"刺期门"者,《阳明篇》1条(第216条)。其间"肝乘脾""肝乘肺"各1条,热入血室2条,太阳少阳并病1条。其用"刺期门"治疗之机理各有不同:第142条太阳少阳并病中"头项强痛"为太阳症,"眩冒"为少阳症,"时如结胸,心下痞硬"是邪热内陷,此时"慎不可发汗,发汗则谵语,脉弦",正确治法"当刺大椎第一间、肺俞、肝俞",若强用发汗法,"五日"后"谵语不止"者"当刺期门",此之"谵语"是热盛,弦是肝脉,合而为热邪涉肝,用"刺期门"法目的是泻肝热,此前之用刺"肺俞"为泻膈肺之邪而治"时如结胸"症,再刺"肝俞"为散涉肝胆之邪而治"眩冒"。第108条之"肝乘脾"，第 109 条之"肝乘肺"用"刺期门"法之目的亦然为泻肝胆之邪。第 108 条之"腹满"较之第 142 条之"时如结胸，心下痞硬"，位置有全腹与上腹以上之别，故非邪涉于肺而为邪涉于脾；第 108 条之"寸口脉浮而紧"，有类于第 142 条之"脉弦"，惟前条无表实证，未经误汗，为邪之自入者，后条为误汗而邪内陷者，泻肝之热则脾不受侮，故同用刺期门法；第 109 条"伤寒发热，啬啬恶寒"，是因肺主皮毛，表气闭塞则热郁，故"大渴欲饮水"，肺主通调水道，肺郁于上则通调不行而溲不利，此时饮多则水停，脾不能上输于肺则脾病而"其腹必满"，期门穴主治"胸胁支满"、"胸中烦热"（《经穴解》），"伤寒发狂"（《针灸大成》），"期门穴主伤寒患，六日过经尤未汗"（《席弘赋》），是期门穴不独解肝胆之热，亦可协助透表，此即第 109 条症用"刺期门"法之目的，使肝胆生发之气外达而助皮毛之开，成"提壶揭盖""高瓴建瓴"之势而"自汗出，小便利"，使病以解；此亦第 108 条之所以称"肝乘脾"，第 109 条之所以称"肝乘肺"之区别也。第 143、216 条同为"热入血室"，然前条症为"妇人中风，得之七八日，热除而脉迟身凉"，但"胸胁下满，如结胸状，谵语者"，此风热之邪大势已平，但因"经水适来"，而余邪与血相搏未解，216 条"阳明病，下血谵语""但头汗出"，为阳明热重而与血搏正盛，临床一无热、一有热者判然，因血室丽属于肝，故同用刺期门法、泻肝清热。以上言刺期门之机理者如此，然而此法非尽独可持者，针刺法中尽多数穴配伍，条文中亦已言先用大椎、肺俞、肝俞等，其于汤剂之治，则发表、清里，或先表后里，或表里双解，其夹实者尤可"随其实而泻之"，此于第 216 条亦已言之矣。

　　[附　本问答有关《伤寒论》条文]

　　第 108 条　伤寒，腹满，谵语，寸口脉浮而紧，此肝乘脾也，名曰纵，刺期门。

　　第 109 条　伤寒，发热，啬啬恶寒，大渴欲饮水，其腹必满，自汗出，小便利，其病欲解，此肝乘肺也，名曰横，刺期门。

第142条　太阳与少阳并病,头项强痛,或眩冒,时如结胸,心下痞硬者,当刺大椎第一间、肺俞、肝俞。慎不可发汗,发汗则谵语,脉弦。五日,谵语不止,当刺期门。

第143条　妇人中风,发热恶寒,经水适来,得之七八日,热除而脉迟身凉,胸胁下满,如结胸状,谵语者,此为热入血室也,当刺期门,随其实而取之。

第171条　太阳少阳并病,心下硬,颈项强而眩者,当刺大椎、肺俞、肝俞,慎勿下之。

第216条　阳明病,下血谵语者,此为热入血室。但头汗出者,刺期门,随其实而泻之,濈然汗出则愈。

57问 "火劫"造成的病机大要如何?

曰　《伤寒论》言误用火劫者起于《太阳篇》第6条,此后自第110~119条均言之,《阳明篇》《少阴篇》亦有言及。其中大多陈述误火后之症状病机及危害性,言救治者仅第112条之桂枝去芍药加蜀漆龙骨牡蛎汤、第117条之桂枝加桂汤、第118条之桂枝甘草龙骨牡蛎汤等3方,言预后转归可解者有第110条之"十余日,振栗,自下利者,此为欲解也"、第111条之"小便利者,其人可治"、第116条之"欲自解者,必当先烦,烦乃有汗而解"等3条。火劫所用法,包括温针、火熨、火熏、温灸,以及"烧瓦熨其背"(《金匮玉函经》)和炒热麸或药的熨背,以求发汗解热,故大多数火劫之伤与误汗有相同之机,但火热深入度及速度有甚于误汗者;虽或有火劫无汗者亦必伤血(第114条)。火劫所误之病机大要为:1. 火热内灼,甚则扰及神明或动血;2. 耗伤阴津,致筋脉失养或口干咽烂。其火热盛而扰及神明者,如第6条之"如惊痫,时瘈疭",第110条之"汗出""烦躁""谵语",第111条之"头汗出""腹满微喘""谵语""手足躁扰,捻衣摸床",第112条之"惊狂,起卧不安"等;其火热涉血者如第6、111条之"发黄",为热瘀于血,第111条之"欲衄",第114条之"清血",第115条之"吐血"为热邪动血;其耗伤阴液致筋脉失养者,于上述之手足躁扰外，尚有第 110 条之"故其汗从腰以下不得汗"，第 116 条之"腰以下重而痹"，第 110 条之"欲小便不得"，第 111 条之"口干咽烂或不大便""小便难"，第 115 条之"咽燥"，第 284 条之"小便必难"，则均为阴液不足所致。由于火热耗伤阴液为火劫之总病机，故必阴液得复而后解，如第 110 条之"自下利者为欲解"，第 111 条之"得小便利者，其人可治"，均是津复而便溲自行，第 116 条之"必当先烦，烦乃有汗而解"，亦为阴津得复而始可有作战汗之机，于此可知火劫所伤之救治原则为清热复阴，亦于"其人可治"之反面义为坏病，而知其危害程度，亦更可于此知救治之方中，除桂枝加桂汤为"针处被害"引起奔豚之救治者外，余方之用桂枝，当慎之尤慎也。此余于前第 107 条问中言之矣，幸自温病学兴起以来，火治之法渐已弃置不用，无所误者而治法亦出新矣。

　　此外于火误条文中有数处尚需参究。一为第 110 条之"故其汗从腰以下不得汗，欲小便不得，反呕欲失溲，足下恶风，大便硬，小便当数，而反不数及不多"一节，此系前文"反熨其背而大汗出，大热入胃。胃中水竭，躁烦，必发谵语"之解说，并非"十余日，振栗，自下利者，此为欲解也"后之见症。盖"大热入胃"则阳明热盛于上，故虽见"大汗出"而"汗从腰以下不得汗"症，此与阳明实证中"但头汗出"之理同，"大便硬"则"小便当数"，此是阳明实证所宜见者，今"反不数及不多"，是"胃中水竭"阴伤之故，"足下恶风"及"大便硬"，亦是胃热上盛，胃阴不足，胃气不得下达之故，此时若胃阴得复，"自下利者"，则为欲解之象。另一节"大便已，头卓然而痛，其人足心必热，谷气下流故也"，是"自下利者，此欲解也"之旁证与病机解说。盖谓"自下利"之"大便已，头卓然而痛"，系因胃阴复而得以"谷气下流"之象，"谷气下流"则"其人足心必热"，而原有之"足下恶风"除矣。若以条文顺序而认为"欲解"后仍有"腰以下不得汗""欲小便不得""足下恶风"症，则病岂可解乎哉。

二为第 111 条之"阳盛则欲衄,阴虚则小便难"之与"阴阳俱虚竭"之矛盾处。前之"阳盛"盖指火热之邪,所以可见"但头汗出,剂颈而还""口干咽烂,或不大便,久则谵语""手足躁扰,捻衣摸床"等症,后之"阴阳俱虚"盖指正气之虚,"指内外气血俱耗损而言"(原中医研究院《伤寒论语译》本本条注),此之阴虚,"小便难""口干咽烂""或不大便"等属之,此之阳虚,"谵语""手足躁扰,捻衣摸床"等症属之,此盖火热之邪耗伤心神之阳也。

三为第 113 条之"弱者发热、脉浮,解之当汗出而愈",此非指"被火必谵语"后之治,此盖与前文"形作伤寒,其脉不弦紧而弱,弱者必渴,被火必谵语"节对待之言,是指外邪发热,脉不弦紧而为浮弱者,可用汗法,此实桂枝汤脉象之描绘,浮而弱即 12 条之"阳浮而阴弱"也,对前文之"形作伤寒,其脉不弦紧而弱,弱者必渴"症,古注中张璐、周扬俊、张志聪、张锡驹等均认为系"东垣所谓内伤发热者",此意与"弱者必渴"症有牴牾,盖内伤发热之口渴并不明显,余曾于《瓣杏医谈·外感热病前期辨治续谈》中记李某症,形寒无汗如伤寒,鼻塞有涕,脉不浮而沉小软之气虚外感,并不口渴,投补中益气汤出入而愈,此之"脉不弦紧而弱",口渴明显者,其如钱潢所言:"此温病之似伤寒者""脉虽似弱,而邪热则盛于里,故胃热而渴也""又形似伤寒之无汗,故误用火劫取汗之法,必至温邪得火,邪热愈炽,胃热神昏而语言不伦"。是则第 6 条已明言禁"被火",此条为重申其症之稍变者耳。

[附　本问答有关《伤寒论》条文]

第 6 条　(见前)

第 110 条　太阳病二日,反躁,反熨其背而大汗出,大热入胃,胃中水竭,躁烦,必发谵语;十余日,振栗,自下利者,此为欲解也。故其汗从腰以下不得汗,欲小便不得,反呕欲失溲,足下恶风,大便硬,小便当数而反不数及不多。大便已,头卓然而痛,其人足心必热,谷气下流故也。

第 111 条　太阳病中风,以火劫发汗,邪风被火热,血气流溢,失其常度,两阳相熏灼,其身发黄。阳盛则欲衄,阴虚小便难,阴阳俱虚竭,身体则枯燥,但头汗出,剂颈而还,腹满微喘,口干咽烂;或不大便,久则谵语;甚者至哕,手足躁扰,捻衣摸床。小便利者,其人可治。

第112条 (见前)

第113条 形作伤寒,其脉不弦紧而弱,弱者必渴,被火必谵语;弱者发热,脉浮,解之当汗出愈。

第114条 太阳病,以火熏之,不得汗,其人必躁,到经不解,必清血,名为火邪。

第115条 脉浮,热甚,而反灸之,此为实,实以虚治,因火而动,必咽燥吐血。

第116条 微数之脉,慎不可灸,因火为邪,则为烦逆,追虚逐实,血散脉中,火气虽微,内攻有力,焦骨伤筋,血难复也。脉浮,宜以汗解,用火灸之,邪无从出,因火而盛,病从腰以下必重而痹,名火逆也。欲自解者,必当先烦,烦乃有汗而解,何以知之,脉浮故知汗出解。

第117条 (见前)

第118条 (见前)

第119条 太阳伤寒者,加温针必惊也。

58问 太阳病恶寒发热,误吐后,第120条言"自汗出,反不恶寒发热,关上脉细数",第121条言"反不恶寒,不欲近衣",第120条复言"腹中饥,口不能食",及"欲食冷食,朝食暮吐",其故为何?

曰 吐为治法之一,吐用之当,一为吐可致汗而解表,一为去饮食之滞,所谓"在上者因而越之"。误吐之害,一为伤胃气,其轻者气浮而逆,如第160条之"心下痞硬","气上冲咽",第161条之"心下痞硬,噫气不除",甚则阳微而中寒,如380条之"其人外气怫郁,复与之水,因得哕";一为伤胃阴,阴伤则气虚热,如第120条之"欲食冷食",第121条之"内烦"者,属虚多而热少,第168条之因吐复下而"热结在里"者属阴伤而热盛。第

120 与 121 条均属因吐伤及胃阴而胃气躁热者,自当互参:两条之"恶寒发热"经吐而"反不恶寒",是因吐致汗而表解之故;第120 条之"自汗出",第 121 条之"不欲近衣",是胃阳外泄,"自汗出",所以"不欲近衣",亦所以第 121 条称之为"内烦"。第 120 条之"关上脉细数",钱潢言"关上,脾胃之部也,细则为虚,数则为热,误吐之后,胃气既伤,津液耗亡,虚邪误入阳明,胃脘之阳虚躁,故细数也",此解诚然;"腹中饥,口不能食",同属胃中虚热,虚故"腹中饥",热故"口不能食";"朝食暮吐",陈修园《医学三字经》称为"乏火化,属虚寒",然而兼有"不喜糜粥,欲食冷食"见症,糜粥多热,而欲冷食,是恶热也,是知非虚寒可比矣,诚如钱潢言"胃阳虚躁,故欲食冷食,及至冷食入胃,胃中虚冷不化,故上逆而吐也"矣,此之"腹中饥,口不能食"是虚而热之程度加重,是虚之甚于热者,故有"一二日吐之者""三四日吐之者"之分,所以称"此为小逆"者,误吐之伤不甚也,易救治也。此之纠治,和胃气,复胃虚,苦辛甘轻剂可矣。

[附　本问答有关《伤寒论》条文]

第120条　太阳病,当恶寒发热,今自汗出,反不恶寒发热,关上脉细数者,以医吐之过也。一二日吐之者,腹中饥,口不能食;三四日吐之者,不喜糜粥,欲食冷食,朝食暮吐,以医吐之所致也,此为小逆。

第121条　太阳病,吐之,但太阳病当恶寒,今反不恶寒,不欲近衣,此为吐之内烦也。

第160条　伤寒吐、下后,发汗,虚烦,脉甚微,八九日,心下痞硬,胁下痛,气上冲咽喉,眩冒,经脉动惕者,久而成痿。

第161条　伤寒发汗,若吐若下,解后,心下痞硬,噫气不除者,旋覆代赭汤主之。

第380条　伤寒,大吐大下之,极虚,复极汗者,其人外气怫郁,复与之水,以发其汗,因得哕。所以然者,胃中寒冷故也。

59 问　第 122 条称脉"数为热,当消谷引食"又复言脉"数

102

为客热,不能消谷"者何?

曰　两数脉有汗前汗后之别。外邪初袭,原可用汗法而解表治愈,但若过汗,则胃中阳气外越而"阳气微,膈气虚"此于条文之"反吐""故吐"可知其并有胃气之上逆也。前文之脉"数为热"为外邪初袭而来,此时因胃未伤,但气郁而胃热,临床常可见患者饮食如常或食量增加之象,此即所谓"消谷引食"者。误汗过汗之后,胃气胃阴俱伤,胃中"阳气微"而且上逆,故常可见干恶或"反吐"症,此时之脉数为虚数,为"客热"所成,胃中虚,故称"胃中虚冷",冷指胃中"阳气微",非真胃中寒冷也,"客热"独留于胃,故"不能消谷"而患者不欲食矣。此条之关键,在于发汗之过多与否,胃之受伤如何,患者之素体虚寒与否。若素体虚寒,则误汗后寒化者自多,若素体壮实,则"客热"者自多。原中医研究院《伤寒论语译》本及古注中有言及兼误吐者,误吐者固可如此,然条文但言"此以发汗",故当以误汗为着眼点也。

[附　本问答有关《伤寒论》条文]

第122条　病人脉数,数为热,当消谷引食,而反吐者,此以发汗,令阳气微,膈气虚,脉乃数也。数为客热,不能消谷,以胃中虚冷,故吐也。

60问　第123条云"太阳病,过经十余日,心下温温欲吐而胸中痛,大便反溏,腹微满,郁郁微烦,先此时,自极吐下者,与调胃承气汤;若不尔者,不可与"。此之"与调胃承气汤"者为何?"若不尔,不可与"者又为何?

曰　两问"为何",实系"先此时,自极吐下者"之正反两个方面。谓"先此时,自极吐下者"可与调胃承气汤,"若不尔"指未经"先此时,自极吐下",则不可与调胃承气汤,此所以划定调胃承气汤于本条所示病史及其所出现症状之关系,亦为与大柴胡汤作出区别,故当与第103条之大柴胡汤条文、第105条之调胃承气汤条文联看。本条之"太阳病,过经十余日"与第103条同,

"心下温温欲吐而胸中痛""腹微满,郁郁微烦"亦与第103条之"呕不止,心下急,郁郁微烦者"相类,然本条有"大便反溏"与第105条之"而反下利"同,第103条则无此症,且本条为"先此时,自极吐下"后引起诸症,第103条则为误下后柴胡证仍在。自此联析,知本条之太阳病过经为入阳明,"心下温温欲吐而胸中痛"是邪热内陷,"大便反溏"是热结旁流,"腹微满,郁郁微烦"是阳明郁滞,此诸症原为可下之候,然而因其系"自极吐下"而起,胃气大伤,不宜峻下,唯当和其胃气而矣,故与调胃承气汤,不伤胃而软坚化结滞,则热结旁流之内实亦由此解。因其"欲吐而胸中痛""腹微满,郁郁微烦",症虽与大柴胡之"呕不止,心下急,郁郁微烦"症相同,"大便反溏"则不同,而与"反下利"之调胃承气汤同,故后文言"此非柴胡汤症",盖此条后文之"但欲吐,胸中痛,微溏者"原为前文诸症之重设,为解释"此非柴胡汤症"而肯定调胃承气汤之用也。古人于"此非柴胡汤症"后出方不一,说理不一,甚则以为不可解,有阙文,实则只在于肯定调胃承气,非别有治法也。

[附 本问答有关《伤寒论》条文]

第123条 太阳病,过经十余日,心下温温欲吐,而胸中痛,大便反溏,腹微满,郁郁微烦,先此时,自极吐下者,与调胃承气汤;若不尔者,不可与。但欲吐,胸中痛,微溏者,此非柴胡汤症,以呕故知极吐下也。

61问 第129条出示脏结症状,但言"难治",第130条亦但言"不可攻",均未出治法。其病性及治法当如何?

曰 此应从脏结之症状推求之。第129条所示脏结之症状为"如结胸状,饮食如故,时时下利,寸脉浮,关脉小细沉紧,名曰脏结,舌上白胎滑者难治。"第130条言"脏结无阳症,不往来寒热,其人反静,舌上胎滑者,不可攻也。"合而参之,可知脏结有"心下痛,按之石硬(大陷胸证)"或"正在心下,按之则痛(小陷胸证)"一组结胸症症状,但不发热而"其人反静",并且"饮食如故",只是"时时下利",此种不发热、能饮食而时有下利症状,均足以与结胸症鉴别,自此亦可知脏结之病为阴,尚有第167条之"病胁下素有痞,连在脐旁,痛引少腹,入阴筋者"一种脏结死症可参。第130条所示之"不往来寒热,其人反静",表明脏结无三阳症,第129条所示之"时时下利",下利虽六经症状中皆可见,但不发热而时时下利则唯三阴症中可见,加以第167条之"连在脐旁,痛引少腹,入阴筋者"明确表明为厥阴症状,虽此条为指患者并有"胁下素有痞"之宿恙而起,是脏结症不一定包括"如结胸状"的另一情况,但自其皆属于阴而推之,则脏结症在正的方面是虚与寒,在邪的方面虽不可能绝对排除"如结胸状"及形成"素有痞"的瘀滞原因,但因其虚寒,故第129、130条均言"舌上白胎滑者难治"及"不可攻",舌苔白而滑,而时时下利症,常见于太阴虚寒患者,故或虽有瘀滞,亦"不可攻",有滞而不可攻,所以为"难治"。此症《伤寒论》未出治法,就其虚寒夹湿而论,理中丸及其方后加减之法,当可遵循,古人有主张灸关元、气海加服茱萸四逆加附子汤(《全生集》),或加服人参三白汤加干姜或附子(《蕴要》)等法,亦可参考。古人对脏结的形成,有认为为太阳病误下邪入于阴而来者如汪琥,原中医研究院《伤寒论语译》本主此说,于理推之当然不能排除误下,但自第167条之"病胁下素有痞,连在脐旁,痛引少腹入阴筋者"亦名脏结,则太阴、厥阴两脏虚寒致气血瘀滞,不通而痛者,亦可为脏结之成因;此之痞而能"连在脐旁"者当属瘀积之属,自马王堆出土女尸腹中检得血吸虫卵而推之,不能必其非肝、脾肿大之属。若此之脏结而"痛引少腹,入阴筋者",在当时医疗条件下自多死矣。此时而见"关脉小细沉紧",正属气血虚滞而痛之反映,攻下之于此症不独无效,抑更可促其恶化,即或兼有外邪而见"寸脉浮"者,虽有"如结胸状"之气滞亦绝非攻下所宜用。自此而计其于理中、四逆治法外,其气血虚瘀者,自当益入活血化瘀之品,其外邪入阴而兼气

105

滞者,当益入辛通气分药也。

[附　本问答有关,《伤寒论》条文]

第129条　何为脏结?答曰:如结胸状,饮食如故,时时下利,寸脉浮,关脉小细沉紧,名曰脏结,舌上白胎滑者难治。

第130条　脏结无阳症,不往来寒热,其人反静,舌上胎滑者,不可攻也。

第167条　病胁下素有痞,连在脐傍,痛引少腹,入阴筋者,此名脏结,死。

62 问　前问答中已言及结胸症与脏结症的区别,其与痞、与大柴胡汤证有何不同? 大、小结胸之间又如何区别?

　　曰　结胸与痞、与大柴胡汤证,均可由误下而致,如第131条言"病发于阳,而反下之,热入因作结胸,病发于阴而反下之,因作痞也,所以成结胸者,以下之太早故也。"又如第134条言"头痛发热,微盗汗出,而反恶寒者,表未解也,医反下之""阳气内陷,心下因硬,则为结胸",大柴胡汤证之由误下而来者,则有第103条"太阳病,过经十余日,反二三下之"等情。三者间的区别主要是症状。大结胸主症是"脉沉而紧,心下痛,按之石硬者"(第135条),其轻症是"结胸无大热者,此为水结在胸胁也,但头微汗出者"(第136条),其重者,是因"重发汗而复下之",致表里俱虚而邪热内陷独盛而见"不大便五六日,舌上燥而渴,日晡所小有潮热,从心下至少腹硬满而痛不可近者"(第137条);此种心下石硬拒按而痛,甚则下至少腹的主症,是与痞症的明显区别。痞症是"满而不痛者,此为痞"(第149条),"按之自濡,但气痞耳"(第151条),是种自觉心脘部胀满而按之软的症状,或者虽"心下痞硬而满"(第158条)但并不拒按,只是一种因"胃中虚,客气上逆,故使硬也"(第158条)的胀满重症。痞证病在气分,故以苦辛清热泄痞气,结胸则需荡涤痰热矣。大柴胡汤证虽亦或有"心下急,郁郁微烦"(第103条)或"心下痞硬"(第165

条)如痞症重型者,但兼有"往来寒热"(第 136 条)或"日晡所,发潮热"及"胸胁满而呕"(第 104 条)"呕吐下利者"(第 165 条)等少阳、阳明热型及症状,与结胸证的硬满拒按在心下胃脘区而不明显波及两胁肋,可资区别,且自大陷胸丸之用葶苈、杏仁泻肺利水,小陷胸汤之用半夏、栝蒌涤痰宽胸推之,陷胸证于胸膺间当有闷、紧、胀感也,是与大柴胡证、痞证之胀满区位有明显不同矣。大、小陷胸之不同,只是症状之重与轻,胀满区域之大与小:大陷胸为胀痛,石硬而拒按,不按亦痛,小陷胸则"按之则痛",不按不痛,是症之轻矣;大陷胸胀痛可上及胸,下及少腹,而小陷胸则"正在心下",是区位亦小矣,故小陷胸汤无大黄、芒硝、甘遂等峻药。结胸证为热邪与痰滞相结之症,此种热痰之盛微相结,正大小陷胸之区别依据也。

[附　本问答有关《伤寒论》条文]

第 131 条　病发于阳,而反下之,热入,因作结胸;病发于阴,而反下之,因作痞也;所以成结胸者,以下之太早故也。结胸者,项亦强,如柔痉状,下之则和,宜大陷胸丸。

第 134 条　太阳病,脉浮而动数,浮则为风,数则为热,动则为痛,数则为虚,头痛发热,微盗汗出,而反恶寒者,表未解也。医反下之,动数变迟,膈内拒痛,胃中空虚,客气动膈,短气烦躁,心中懊侬,阳气内陷,心下因硬,则为结胸,大陷胸汤主之;若不结胸,但头汗出,余处无汗,剂颈而还,小便不利,身必发黄。

第 135 条　伤寒六七日,结胸热实,脉沉而紧,心下痛,按之石硬者,大陷胸汤主之。

第 136 条　伤寒十余日,热结在里,复往来寒热者,与大柴胡汤;但结胸无大热者,此为水结在胸胁也,但头微汗出者,大陷胸汤主之。

第 137 条　太阳病,重发汗而复下之,不大便五六日,舌上燥而渴,日晡所小有潮热,从心下至少腹硬满痛不可近者,大陷胸汤主之。

第 138 条　小结胸病,正在心下,按之则痛,脉浮滑者,小陷胸汤主之。

第149条　伤寒五六日,呕而发热者,柴胡汤症具,而以他药下之,柴
胡症仍在者,复与柴胡汤,此虽已下之不为逆,必蒸蒸而
振,却发热汗出而解。若心下满而硬痛者,此为结胸也,
大陷胸汤主之。但满而不痛者,此为痞,柴胡不中与之,
宜半夏泻心汤。

第150条　太阳少阳并病,而反下之,成结胸,心下硬,下利不止,水浆
不下,其人心烦。

第151条　脉浮而紧,而复下之,紧反入里,则作痞,按之自濡,但气
痞耳。

第103条　(见前)

第104条　(见前)

第165条　伤寒发热,汗出不解,心中痞硬,呕吐而下利者,大柴胡汤
主之。

63问　结胸症脉浮大,下之则死者何? 烦躁亦死者何?

曰　结胸症之"脉浮大"古人见解不一。方有执、钱潢、程应
旄等以浮为表未解,大为里虚,原中医研究院《伤寒论语译》本亦
持此见;喻嘉言、张兼善则以为表邪尚多,未全结于里,此时若下
之,则重虚其里而外邪复聚,结而又结,所以主死矣;我以为里虚
之大脉,当大而无力,或见芤象,表未解而里已虚,当然不可下,
然而下之害亦为引邪入结,与表邪甚而热重、误下后邪入结之机
同,况乎脉浮而大,明是表热未解之脉,未须必云里虚也。此之
治法,当先解外,视其热型而或桂枝、或柴胡合入小陷胸。盖小
陷胸非下剂,但宽胸开结,不碍于外解也。"结胸症悉具,烦躁者
亦死",其所以死,古人均若眼于烦躁为"正气散乱"之表现,故
死。夫烦躁可见于表未解而热盛之大青龙证,可见于火劫亡阳
之桂枝去芍药加蜀漆龙骨牡蛎救逆汤证,亦可见于寒邪伤胃,吐
利肢厥之吴茱萸汤证。今"结胸症悉具",可知其有"心下痛,按
之石硬"(第135条)或"从心下至少腹硬满而痛不可近"(第137
条)之结胸主症,有"寸脉浮,关脉沉"(第128条)或"脉沉而紧"

(第135条)之结胸主脉,此而见烦躁,当为热邪与痰浊陷结之甚,气机闭塞之甚而致之懊烦躁动,是邪实盛而正气散乱也,此虽危重而曰"死",然医者于此为尽心处。此之求治,当通其阳气,安其烦躁,泄其痰热,可以考虑以桂枝去芍药加蜀漆龙骨牡蛎救逆汤送服大陷胸丸之复合法。用汤者所以护其阳气,收其正气之散乱,使之作用迅速;所以用丸者,峻药缓攻,使泻痰热之剂无妨于正气,是背水之为也。

[附 本问答有关《伤寒论》条文]

第132条 结胸症,其脉浮大者,不可下,下之则死。

第133条 结胸症悉具,烦躁者亦死。

第135条 (见前)

第137条 (见前)

第128条 问曰:病有结胸,有脏结,其状何如?答曰:按之痛,寸脉浮,关脉沉,名曰结胸也。

第131条 (见前)

64 问 寒实结胸,与第139条"脉微弱者此本有寒分也,反下之,若利止必作结胸"之寒,以及与第166条"寸脉微浮,胸中痞硬,气上冲咽喉不得息,此为胸有寒也"之寒,有何区别?

曰 此三者之寒实不相同。第139条之"本有寒分",其前有"太阳病二三日"之病史,有"不能卧,但欲起,心下必结,脉微弱"之症状。其中,"太阳病二三日"当属表证未罢"不能卧,但欲起"为"心下必结"之形容词,言其满闷之甚也,"脉微弱"为中气不足。此时表未解而中气虚,若下之则邪尽入里,故言"必作结胸",此尚是邪入与痰结于胸者,若复下之,则邪陷入下焦而"作协热利也",利之由正气虚而邪热夹协之以起者,故称协热利,故此所言之"寒分"非真寒也,指气之虚耳。第166条之"胸中有寒",自其前文"病如桂枝症,头不痛,项不强,寸脉微浮,胸中痞硬,气上冲咽喉不得息"等症状析之,其"头不痛,项不强"为桂枝汤证之全无卫分证而轻者,然已化热,"寸脉微浮,胸中痞硬",是邪热已累及胸中而与痰结,"气上冲咽喉,不得息者"是肺胃之气机壅滞,欲伸而不得畅也,此实热入肺胃与痰互结之症,性不属寒而属热者,言"此为胸有寒"者,非真指有寒,指阳气之郁也。此之属热非寒之机,于列方之瓜蒂散为苦泄涌痰剂可证,若为真寒,岂能以苦寒涌吐为治乎。惟第141条"寒实结胸,无热症"句所示,核之"白散亦可服"之用巴豆辛温破坚结,可以定为确系真寒。此症之来,或为平素形寒饮冷,肺、脾、胃之阳素不足者,一遇外邪表证误下,邪陷与痰湿互结而寒化,或则如《医方考》所言,"由表解里热之时,过食冷物"而来,此证系水寒结于胸中,心之阳气被据,故可见胸膈满痛、心下硬等如结胸之症状,惟其寒,故无热,是与大、小陷胸症之最大区别处,惟其寒,故脉亦可见沉紧或沉紧而迟,《医宗金鉴》言"若脉沉迟或证见三阴,则又非寒实结胸可比,当以枳实理中丸治之矣",是盖因寒痰之实在胸在膈,可以白散吐利之,若寒实结于三阴,病位在下而不在胸膈,则非白散可及者矣。此症于外感热病中暴患者仅有,惟素虚寒有痰饮之体,遇外感而有可见其胸满喘胀者,且巴豆辛烈有毒,多致下利,为患者所惧,其宁毋于温化寒痰,宣通阳气之剂中求治乎。

[附 本问答有关《伤寒论》条文]

第141条 病在阳,应以汗解之,反以冷水潠之,若灌之,其热被劫不得去,弥更益烦,肉上粟起,意欲饮水、反不渴者,服文蛤散(应为文蛤汤——笔者);若不差者,与五苓散。寒实结胸,无热症者,与三物小陷胸汤,白散亦可服。(《金匮玉函经》无"陷胸汤""亦可服"字——笔者)

第139条 太阳病二三日,不能卧,但欲起,心下必结,脉微弱者,此本有寒分也。反下之,若利止,必作结胸;未止者,四日复下之,此作协热利也。

第166条 病如桂枝症,头不痛,项不强,寸脉微浮,胸中痞硬,气上冲咽喉,不得息者,此为胸有寒也,当吐之,宜瓜蒂散。

65问 "热入血室"出现少阳证,发热恶寒如疟状,与小柴胡汤,此症或可出现胸胁满如结胸状、谵语等神志改变症状,颇似阳明腑实,治疗时当选用小柴胡还是承气类?

曰 汤药之选用在于辨证。阳明腑实证有痞、满、燥、实特点,"热入血室"则无,仅谵语有相类处,此之辨别在于:

(1)谵语时间长短及出现时间:"热入血室"者必在日晡,余时如常人,且热低或竟然无热,阳明腑实证谵语虽亦大都在日晡,而时间向前或向后延长,且必有大热如潮。

(2)应做腹诊:"热入血室"无矢块可触及,腑实证则于左下腹可触及矢块、矢条。

本病辨证首先要考虑"热入血室"各治法之原理,特别是"无犯胃气及上二焦"句之含义,已说明非腑实证而不得用下法,至若月经适来而热结、瘀阻不行,则可考虑桃核承气汤治法。

[附 本问答有关《伤寒论》条文]

第143条 妇人中风,发热恶寒,经水适来,得之七八日,热除而脉迟身凉,胸胁下满,如结胸状,谵语者,此为热入血室也,当刺期门,随其实而取之。

第144条 妇人中风,七八日续得寒热,发作有时,经水适断者,此为热入血室,其血必结,故使如疟状,发作有时,小柴胡汤主之。

第145条 妇人伤寒,发热,经水适来,昼日明了,暮则谵语,如见鬼状者,此为热入血室,无犯胃气及上二焦,必自愈。

66 问 柴胡桂枝汤证与柴胡桂枝干姜汤证之病机区别如何?

曰 柴胡桂枝汤证,有"发热微恶寒,支节烦疼",此即后文所言之"外症未去者",是谓邪未离太阳也,复有"微呕,心下支结"症,是邪已涉少阳,故取小柴胡汤、桂枝汤,合而为柴胡桂枝汤,俾邪自少阳外撤至太阳,复自太阳得漐漐微汗而解,此盖未经误治,太少合病之主治在于少阳者。柴胡桂枝干姜汤则不然,盖经"已发汗而复下之"误,津液受伤,邪留少阳不解,胃中津少阳浮者也,"胸胁满、微结""往来寒热"者,邪犯少阳也,"小便不利,渴而不呕""心烦"者,汗、下后津液不足而内燥也,"为津液少而非停饮,故渴而不呕"(汪琥语),"但头汗出"者,胃中津少而阳气浮也,其"心烦"亦与此有关,故方中以柴胡、黄芩清少阳,栝蒌生津,牡蛎敛浮阳以除心烦,桂枝、干姜辛散胸胁满及微结,原中医研究院《伤寒论语译》本以"小便不利而渴,是水饮停结"为解,是则方中之栝蒌、牡蛎无着落处矣,称"栝蒌生津止渴,与牡蛎同用可以逐水饮而开结"(见该方方解),自相刺谬矣。自此推之,两方之病机区别相去甚远,柴胡桂枝干姜汤之邪、正所涉,繁于柴胡桂枝汤多矣。

[附 本问答有关《伤寒论》条文]

第146条 伤寒六七日,发热微恶寒,支节烦疼,微呕,心下支结,外症未去者,柴胡桂枝汤主之。

第147条 伤寒五六日,已发汗而复下之,胸胁满微结,小便不利,渴而不呕,但头汗出,往来寒热,心烦者,此为未解也,柴胡桂枝干姜汤主之。

112

67 问 第148条"阳微结"与"纯阴结"是否是相对含义?"纯阴结"之症状如何?

曰 阴结与阳结相对。"阳微结"指阳气微结(大便硬为阳结,此条大便硬而兼有"头汗出,微恶寒"等,症未离表,故为阳气微结)。"纯阴结"症状在148条文中即有,即所列之"手足冷,心下满,口不欲食""脉细"或"沉紧",大便反硬(除去"头汗出,微恶寒"二症)等症;《辨脉法篇》亦有"脉沉而迟"或累累如循长竿,不能食,身体重,大便反硬,名曰阴结"之言,可作阴结参考。

[附 本问答有关《伤寒论》条文]

第148条 (见后)

68 问 "阳微结"病机示"此为半在里半在外也","可与小柴胡汤"治疗。此条"阳微结"之"心下满,口不欲食,大便硬",

颇似《金匮要略·妇人产后篇》"大便坚,呕不能食"。请问小柴胡治便坚能否代替调胃承气汤?两方选用是否取决于舌、脉、证?

　　曰　148条文之便硬而尚有表证,为阳气微结,尚非全属阳明腑实证,妇人产后之大便坚为血虚,亦非阳明腑实证。两者之便坚病机不同:第148条服小柴胡表解后仍不了了者,明示可"得屎而解",已示可用下法,当然包括调胃承气之选,亦可参考第103条大柴胡汤证及第104条柴胡加芒硝汤治法,其中均先用小柴胡汤,正与本条用小柴胡义同,是仲师谨慎处。小柴胡于此等处之用,不在大便硬或坚,其机理为先通解少阳气分而设;伤寒六经辨证,以病在何经、有何兼证为主要重点,方药之选亦灵活变化,当用小柴胡时尚未明确燥屎程度,故先解少阳之邪,待其不能了了,则燥屎之况明确,故继以下法。

　　中医治病,抛开舌、脉、证无辨证依据,学《伤寒论》《金匮要略》之难处,即在于所列之舌、脉不全而言症者多,于此要深入探索;脉象、舌象之与证,非绝对固定不变者,以至有舍脉从证、舍证从脉等辨法,所以要四诊合参。总之要将六经脉、舌有个基本掌握,而后再了解其随证变化。

　　[附　本问答有关《伤寒论》条文]

　　第148条　伤寒五六日,头汗出,微恶寒,手足冷,心下满,口不欲食,大便硬,脉细者,此为阳微结,必有表,复有里也。脉沉、亦在里也,汗出为阳微。假令纯阴结,不得复有外症,悉入在里。此为半在里半在外也,脉虽沉紧,不得为少阴病,所以然者,阴不得有汗,今头汗出,故知非少阴也,可与小柴胡汤。设不了了者,得屎而解。

　　第103条　(见前)

　　第104条　(见前)

69问　第152条"太阳中风"表解后,仍有"下利呕逆",并见漐漐汗出,发作有时,头痛,心下痞硬满,引胁下痛""短气"症,何以知其为"水饮停结于胸胁"而用"十枣汤主之"？

曰　小青龙汤"心下有水气"，有"咳而微喘"症，有"干呕发热""或利"症（第40、41条）；桂枝去芍药加茯苓白术汤治表未解而内有水饮，有"心下满微痛"症（第28条）；茯苓桂枝白术甘草汤之治水饮内停，有"心下逆满"症（第67条），第157条生姜泻心汤治"胁下有水气"，有"心下痞硬"症，有"下利"症；大陷胸汤治"水结在胸胁"，有"但头微汗出"症（第136条），亦有"心下痛，按之石硬"症（第135条），自此计之，水饮停于心下胃脘、胸胁及肺者，大都有心下支满之症，惟其涉乎胸肺者则兼有咳喘气短，或胸胁引痛，是系于水饮所停之部位、气机之郁结有异也。第67条"起则头眩"症，正与本条之"头痛"同为阳气不调于上，惟本条为水阻而阳郁于上，第67条则为水郁而阳不上达，故此"痛"而彼"眩"，虚实攸分也。本条之"漐漐汗出，发作有时"，与第136条之"但头微汗出"，均属热扰肺、胃之象，"漐漐汗出，发作有时"为桂枝汤证不恶寒后发热自汗之延伸，亦可见于热邪初入阳明经时，与"但头微汗出"之可属于阳明者同，但两条间有轻有重，本条较大陷胸为甚也，此种热型，于近时之肺炎，上或下呼吸道感染，以及胸腔之炎性积液患者常可见到。下利一症，成因实多，利为里证，故必邪协于里，如二阳合病之葛根汤、葛根芩连汤、黄芩汤证，或邪尽入里之阳明寒变及三阴寒化、热化症；其见于夹水饮者，生姜泻心汤证为饮渍于中道，故有"腹中雷鸣"，小青龙汤证则必水气渍于肠者始下利，故为"或利"，本条之下利，于"太阳中风"表未解时即有，是与表邪协里之机同理，表解后而下利不除，是与小青龙汤证之水饮渍于肠机同理，故下利之于水饮停结于胸胁者非必见症，须至渍入于肠始见，为或见症也。水停胸胁，肺气为之迫促，故本条有"短气"，小青龙汤证有"咳而微喘"，此类呼吸道症状，为悬饮、支饮所常有，亦为今时仿于悬饮、支饮之胸水症所常有；其"引胁下痛"者，需视水饮量之程度，量少者但气促气喘，量多则迫压而为痛矣。

综合上析,可据以诊断水饮停结于胸胁之必见症状,一为漐
漐自汗或但头汗出,一为胸胁、心下支满或硬痛,一为短气或喘
咳。然此三者虽于水饮停结胸胁为必见,理亦可释,但其他症亦
有可见者:如邪热由中风型而入于阳明,可见漐漐自汗或头汗
出;热陷胸膈少阳,可见胸胁、心下支满硬痛;邪热袭肺可见喘
咳,是此三者尚未可与其他症为鉴别也。此情于东汉末期,据症
外已无可他求,自今而言,则肋区叩诊之浊音,X线投影之液区,
不独可区别于其他外感热病,即积液少,无发热、咳喘、胁肋痛之
胸腔积液,亦可定也。

[附　本问答有关《伤寒论》条文]

第152条　太阳中风,下利呕逆,表解者,乃可攻之,其人漐漐汗出,发
作有时,头痛,心下痞硬满,引胁下痛,干呕短气,汗出不恶
寒者,此表解里未和也,十枣汤主之。

第40、28、67条　(均见前)

第157条　伤寒汗出解之后,胃中不和,心下痞硬,干噫食臭,胁下有
水气,腹中雷鸣下利者,生姜泻心汤主之。

第136、135条　(均见前)

115

70问　第154条"心下痞,按之濡,其脉关上浮者,大黄黄
连泻心汤主之"。《医宗金鉴》有"濡字上当有不字,若按之濡,乃
虚痞"之按语,似乎有理。我详读本条,方后有"以麻沸汤二升渍
之,须臾绞去滓"语,知方药只取轻渍,能减药性泻下之用。再
者,痞症若按之硬,也就失去与结胸症之鉴别点。师意以为
如何?

曰　第154条"按之濡"句无误,此指气痞,故濡(濡与软
通),且有"其脉关上浮"句作证,本为热陷结于气分而成此症,并
无实结之腹诊、脉诊提示。所举方后用渍法之见亦正确。大黄
用途颇广,非绝对用于通腑者,小量使用可治胃、肝、胆湿热证,
用于湿温伤寒者比比获效,可佐证以上看法。望能以此拓宽临
床用药思路。

［附　本问答有关《伤寒论》条文］

154　心下痞,按之濡,其脉关上浮者,大黄黄连泻心汤主之。

71问　五泻心汤证如何区别?

曰　可以半夏泻心汤为基准,了解泻心汤证基本症状,而后据其用药变化理解其他泻心汤机理之不同。半夏泻心汤主症为"痞",痞为"但满而不痛""按之自濡",此点不仅可区别于结胸症之"心下满而硬痛",亦为其他泻心汤之主症。半夏泻心汤之兼见症状,按第 149 条所言,可有"发热而呕",按第 151 条所言,可有"脉浮而紧",按第 155 条所言而反证之,当无恶寒症。泻心证之系误下致热陷于胃,胃气因误下而虚,致热与虚结,原中医研究院《伤寒论语译》本于半夏泻心汤方后言"痞为寒热之气互结而成",此所云"寒",当为虚之互词,惟其热而虚,故用芩、连清热,参、草、枣和中,而以姜、夏平其上干之气而止呕。在此基础上,若兼见"脉关上浮者",为热甚于虚,故用大黄黄连泻心汤;若兼见因过汗或误下而致表阳虚之"而复恶寒,汗出者",加附子温经固表,救其外之阳虚,清其里之陷热,若兼痞重而按之稍硬,"干噫食臭",腹中雷鸣、下利者",为陷热与水食互结,加生姜以振奋胃气而运化水食;若有一再误下史,下利、腹鸣、心烦而"其痞益甚",此为胃气虚逆,虚甚于内陷之热,热与虚两者之主要矛盾因而转化,故加重甘草用量而为甘草泻心汤。

泻心汤证之变化:如水结在胸胁间,心下痞满,硬痛引胁下甚者,可用十枣汤;水结下焦,痞不解,"渴而口燥烦,小便不利者",可用五苓散;若误下中虚,痞轻而利甚者,可用理中;中、下俱虚者可用赤石脂禹余粮汤;但胃气虚逆,痞与热俱微者,可用旋覆代赭石汤。其内陷之邪与痰食结成陷胸证者,可酌情选用大、小陷胸汤;其陷邪犯膈,痞不甚而但烦懊者,径遵栀豉法。凡此邪陷之部位不同,兼邪不同,轻重不同,虽有懊恼、痞、结胸之分,而临床之病情进退每多相连,务宜审辨。

又,大黄之入于泻心证,目的在于清热,不在于泻下,泻下则重蹈误下覆辙,故对大黄黄连泻心汤、附子泻心汤方后注用麻沸汤浸渍用法,是仲师用药巧妙处,学习时不能滑过;变易之法,可用减轻用量处理。

[附　本问答有关《伤寒论》条文]

第 149 条　（见前）

第 151 条　（见前）

第 155 条　心下痞,而复恶寒、汗出者,附子泻心汤主之。

第 154 条　（见前）

第 157 条　伤寒汗出解之后,胃中不和,心下痞硬,干噫食臭,胁下有水气,腹中雷鸣下利者,生姜泻心汤主之。

第 158 条　伤寒中风,医反下之,其人下利日数十行,谷不化,腹中雷鸣,心下痞硬而满,干呕心烦不得安。医见心下痞,谓病不尽,复下之,其痞益甚,此非结热,但以胃中虚,客气上逆,故使硬也,甘草泻心汤主之。

第 152 条　（见前）

第 156 条　本以下之,故心下痞,与泻心汤,痞不解,其人渴而口燥烦,小便不利者,五苓散主之。

第 159 条　伤寒服汤药,下利不止,心下痞硬,服泻心汤已,复以他药下之,利不止,医以理中与之,利益甚。理中者,理中焦,此利在下焦,赤石脂禹余粮汤主之;复利不止者,当利其小便。

第 161 条　伤寒发汗,若吐,若下,解后,心下痞硬,噫气不除者,旋覆代赭汤主之。

72 问　《伤寒论》中陷胸汤、泻心汤、栀子豉汤证都有邪陷之机,该如何作出大体区别?

曰　邪气内陷,可有邪自入或误下等多种原因,第 76 条"发汗、吐、下后"句及第 77 条"发汗,若下之"句,均不单指误下,包括自发汗或误汗、自致吐或催吐因素在内,其间汗、吐而致者,自应与误下虚其中气致引邪内陷之病机不同;汗、吐而致之内陷,必因大汗或吐损伤中阳而邪入；且临床亦常可见到不因汗、吐而邪内陷者，此当归为邪自陷一类。上述条文中所言之"下后""若下之"及第221条文所言之"若下之"等句义，则可归为误下类。

栀子豉汤证邪陷于膈，其病机为"胃中空虚，客气动膈"，故各栀子豉汤证之心烦懊恼主症相同，亦因而同用栀子豉汤加减。泻心汤证邪陷于胃，以痞满为主症，或亦夹有水气者；栀子豉证与泻心证，以无形之邪为多，此为两证之相同点。陷胸证则膈、胃俱犯，甚者夹有胃实证，多与痰浊互结，以心下硬痛为主症，甚者可痛引下腹。三证虽同为内陷，而病位、病势及兼夹之邪则大相径庭。

[附　本问答有关《伤寒论》条文]

第76、77、78、79、80条　（诸栀子豉汤条均见前）

第221条　阳明病，脉浮而紧，咽燥口苦，腹满而喘，发热汗出，不恶寒，反恶热，身重。若发汗则躁，心愦愦，反谵语；若加温针，必怵惕烦躁不得眠；若下之，则胃中空虚，客气动膈，心中懊恼，舌上苔者，栀子豉汤主之。

第131、134、135、136、137、138、141、149条　（诸陷胸汤条均见前）

第154、155、156、157、158、159、161条　（诸泻心汤条均见前）

73问　白虎汤与白虎加人参汤适应证如何？两者有何区别？第176条言"此为表有热里有寒，白虎汤主之"，第169条言"背微恶寒者，白虎加人参汤主之"之说，可遵否？

曰　白虎汤与白虎加人参汤，均为热邪侵入阳明，表卫已解而无腑实者用药，其适应证为大热、大汗、大渴、脉大之所谓"四大症"，如第26条言"服桂枝汤，大汗出后，大烦渴不解，脉洪大者，白虎加人参汤主之"者是；如第170条"伤寒脉浮，发热无汗，其表不解者，不可与白虎汤；渴欲饮水，无表症者，白虎加人参汤主之"，亦是《温病条辨》遵此四大为白虎汤及白虎加人参汤之适应证，而以"汗不出者""脉不大者"为禁忌证，临床亦多遵此而收白虎治病之效。引而申之，《伤寒论》以此汤列入太阳篇之况，实开《温病条辨》以白虎汤为辛凉重剂而列于上焦篇之先河,可证寒温两书间有继承者在也。两方之区别? 在于伤津否,津未伤而热型如适应证者,主以白虎汤,热盛而耗伤津液者,主以白虎加人参汤,故白虎加人参汤较白虎汤之症情为重,见症亦多一"舌上干燥"且渴饮有加,如第 168 条"大渴,舌上干燥而烦,欲饮水数升者,白虎加人参汤主之",第 222 条言"若渴欲饮水,口干舌燥者,白虎加人参汤主之",均已指出此一情况。至第 26 条之因大汗出后大烦渴不解,饮不解渴之情已见,亦已示有津耗之机,第 170 条之用此汤,虽只言"渴欲饮水",然其症情经过当如第 26 条,表解而汗多、脉浮大者,故可视为 26 条之稍轻证,若不"口干舌燥",则用白虎汤亦可。于此之辨不独询于患者,更当察之于舌,必也苔少而涩且舌红或有芒刺,其不甚了了者,涩否可以手扪察之为是,若苔浮白、厚黄而涩或燥黑,则此非白虎汤证,当于三承气中求之矣,此即后来阳明经、腑证之别于舌诊之法界也。

第 176 条"白虎汤主之"之言"表有热,里有寒"者,当属错简,古注辨之者或以为寒指伤寒之由伤于寒而起,指其因而非指其真里寒者,实为里有热,诚是。其可证于《伤寒论》条文者,如第 350 条言"脉滑而厥者,里有热,白虎汤主之",第 168 条言"热结在里,表里俱热",均不言里寒;其他条文之言表热里寒者,均主以四逆或通脉四逆,如第 225 条"脉浮而迟,表热里寒,下利清谷者,四逆汤主之",第 317 条"少阴病,下利清谷,里寒外热……通脉四逆汤主之",第 370 条"下利清谷,里寒外热,汗出而厥者,通脉四逆汤主之",第 389 条"下利清谷,内寒外热,脉微欲绝者,四逆汤主之",似此比较而析之,第 176 条之"表有热,里有寒",不特与临床症状不合,亦与其他条文义不合,更与本条之"脉浮滑"句义不贯,盖浮为热在表,滑为热在里,外感热病之见浮滑脉者必兼有大象,是均非里寒之应见者,且如第 350 条"伤寒,脉滑而厥者,里有热,白虎汤主之"之言,实属热深厥深之象,所赖者在于脉之滑而辨其为里热甚而所致之厥,是其证也,故可必其为错简者也。第169条之"背微恶寒者"之用白虎加人参汤,似乎有悖于第170条"无表症者"之说,实则征之于第26条"服桂枝汤,大汗出"之文,可知此并非无汗之恶寒,实为大汗出之同时而有此感者,以其大汗出不止,热虽由之渐退而为"无大热",然已由津耗而伤及气阴,故见"口燥渴"而"心烦"症,且"恶寒"只微感于"背"也,此条较第168条"时时恶风"之津耗甚矣,第168条当可等于第26条服桂枝汤后大汗出之程度,惟其大汗出,故恶风,此"恶风"亦可见于桂枝汤证,其有别者,汗之多也,汗多故津为之伤,津伤故"大渴,舌上干燥而烦,欲饮水数升",是则此之"恶风"或"背微恶寒",均非表证不解之故,而为热甚汗多伤及气阴而来者,故此之用白虎人参汤,必也在审其有汗汗多而非无汗,必在于有燥渴者矣。

［附 本问答有关《伤寒论》条文］

第176条 伤寒,脉浮滑,此以表有热里有寒,白虎汤主之。

第169条 伤寒,无大热,口燥渴,心烦,背微恶寒者,白虎加人参汤主之。

第26条 (见前)

第170条 伤寒脉浮,发热无汗,其表不解者,不可与白虎汤;渴欲饮水,无表症者,白虎加人参汤主之。

第168条 伤寒若吐、若下后,七八日不解,热结在里,表里俱热,时时恶风,大渴,舌上干燥而烦,欲饮水数升者,白虎加人参汤主之。

第222条 若渴欲饮水,口干舌燥者,白虎加人参汤主之。

第350条 伤寒,脉滑而厥者,里有热,白虎汤主之。

第225条 脉浮而迟,表热里寒,下利清谷者,四逆汤主之。

第317条 少阴病,下利清谷,里寒外热,手足厥逆,脉微欲绝,身反不恶寒,其人面色赤,或腹痛,或干呕,或咽痛,或利止脉不出者,通脉四逆汤主之。

第370条 下利清谷,里寒外热,汗出而厥者,通脉四逆汤主之。

第389条　既吐且利,小便复利而大汗出,下利清谷,内寒外热,脉微
　　　　　欲绝者,四逆汤主之。

74问　太阳少阳合病自下利之用黄芩汤,较之太阳阳明合病自下利之用葛根汤,有何区别?

曰　太阳与少阳合病者,谓有太阳之头痛发热症,有少阳之口苦咽干胸满症,此时若有恶风、寒热往来之象,则邪势重于表,可以柴胡桂枝汤为治,然第172条之太阳少阳合病有"自下利"症,则势为表邪悉郁而为热,入于里而无表证者矣,此之里为少阳之里,少阳在三阴之表,较阳明更进一层,故不用表法而用清,里热清则表热亦解,黄芩清少阳者也,合芍药之壮阴气而和太阴,亦以防热邪之伤及阴分,阳气和而热清则下利亦除矣。太阳阳明自下利之用葛根汤区别于本方者,在于葛根汤主症之存在为表未解而热已重,热重伤津不能滋养筋脉故有"项背强几几",热重内入阳明,协及大肠故见下利,是病机之重点在表,解其表则协及大肠之热亦撤而下利可除矣。两方之加半夏则同为见呕吐而设也。

[附　本问答有关《伤寒论》条文]

第172条　太阳与少阳合病,自下利者,与黄芩汤;若呕者,黄芩加半
　　　　　夏生姜汤主之。

第32条　(见前)

75问　黄连汤实为半夏泻心汤去黄芩加桂枝,不入泻心系列者何?

曰　半夏泻心治痞,痞为下后胃虚,热入结于脘膈间而来,故有心下痞满或硬症,故方用芩、连泻热,参、枣扶虚,姜、夏以辛通气分之郁结,热结除而心下之痞满以去,故曰泻心。黄连汤证为"腹中痛,欲呕吐",条文言其因于"胸中有热,胃中有邪气"而致,"胃中有邪气",则胃气郁,郁则气不能升而胃以下寒,故腹

121

痛,胸中热则气不能降,故欲呕吐,是则为胃气郁而上热下寒也,非如热邪与虚之结于脘者,半夏泻心方虽亦寒热互用,然彼之寒,实指虚,黄连汤之寒则真有寒矣,两症之寒与热比率有偏颇之异,故黄连汤中减黄芩之寒,而益以桂枝之温通,用以助干姜温散之力者也,半夏泻心之治在散中脘之痞结,黄连汤治在去上之热下之寒,不入泻心系者,以无痞满症也。

[附　本问答有关《伤寒论》条文]

第173条　伤寒,胸中有热,胃中有邪气,腹中痛,欲呕吐者,黄连汤主之。

第149条　(见前)

76问　桂枝附子汤与甘草附子汤均治风湿相搏,两者病机有何不同?

曰　两方虽同治风湿相搏,然风湿之程度有轻重,袭及之部位有深浅,兹分析之。第174条桂枝附子汤证之"身体疼烦"系风淫所胜,"不能自转侧"是湿淫所胜,"不呕不渴"是病不在里,"脉浮"是病在表,"虚而涩"是表气不足。联而言之,是风湿袭于肌表,营卫为之不利而表气虚涩也,方用桂枝附子汤,实即桂枝去芍药加附子汤,加重桂、附用量,所以加重者,为求通阳达络而祛风湿之凝结,芍药非湿淫所宜,故去之。若于"身体烦痛,不能自转侧,不呕不渴,脉浮虚涩"同时见"大便硬,小便自利者",为下焦之气化太过,太过故"小便自利",溲自利故"大便硬",是风湿之邪在而津液自虚之机存矣,故去桂以免其能强气化而走津液,加白术者,以其能燥湿、亦能滋脾也,滋脾则津不耗,脉之虚涩有所俾,燥湿则"不能自转侧"以除也。第175条甘草附子汤证之"骨节疼烦,掣痛不得屈伸,近之则痛剧",是风湿侵袭肢节,痛之剧甚而筋气不利者,"汗出短气"、"恶风不欲去衣"是风湿未离肌表,犹有如桂枝汤证之机在,且"短气"为中阳郁于胸膈不得伸,"小便不利"为下焦之气化亦郁而不利,不利则湿无去路,若湿淫肌肉,则"身微肿"可见矣。综此而言,是风湿之邪外未离乎肌肤,而且侵及肢节,其痛剧者,不独风湿邪势之鸱张,且寒主痛,痛至"不得屈伸",人近之则意畏而痛更剧,是风寒湿三气合痹者矣,此三邪外则遏乎肌肤营卫,中则侵袭骨节,内则郁及阳气气化,可见其邪势之盛,侵入之深,累及正气之范围均甚于桂枝附子汤证多矣,针对风寒湿之邪及气化之郁滞,故甘草附子汤以桂枝和营祛风,附子温经祛寒,白术实卫去湿,而以甘草为总协调,使之散敛缓挥,三邪去而气化能复,故附子之用量亦少于桂枝附子汤之附子量也。此症就今言之,为风湿病之初起,药物之选,不限于桂、附、白术,如羌活、独活、防风、防己、威灵仙、秦艽等,可选者甚多,表闭者麻黄亦可入,化热者桂枝白虎、苍术白虎亦属可选,血不足者四物亦在选列。余曾以之治 80 余岁之老妇高热、关节肿痛、掣痛不能转侧者 3 日,6 剂而热退肿消,可以下床步履,是则尤非《伤寒论》时代之可比矣。

[附 本问答有关《伤寒论》条文]

第 174 条　伤寒八九日,风湿相搏,身体疼烦,不能自转侧,不呕不渴,脉浮虚而涩者,桂枝附子汤主之;若其人大便硬,小便自利者,去桂枝加白术汤主之。

第 175 条　风湿相搏,骨节疼烦,掣痛不得屈伸,近之则痛剧,汗出短气,小便不利,恶风不欲去衣,或身微肿者,甘草附子汤主之。

77 问　178 条指结脉、代脉均为"阴也"者何?脉籍中以数而中止为促脉,迟而中止为结脉,缓而中止且间隔有定数为代脉,与本条之代不同,究以何者为准?

曰　结、代之脉均止于迟缓之间。夫脉之动皆出于气之推血,即近时所谓之心率节奏也。迟与缓已为奏节之慢,心之动力不足也,中医学则称之曰虚、曰气不足。气不足,所以为阴也,实指阳动之不足。原中医研究院《伤寒论语译》本,本条断句为"名曰结,阴也","名曰代,阴也",表义较他本断句之"名曰结阴也""名曰代阴也"为畅达。第178条结、代脉之分,不言迟与缓者,以缓赅迟也,实际临床可见之结、代脉,确亦或迟或缓间皆有者,诚不必强以迟、缓分结、代,分则着矣。其确有分者,诚如本条所言之在于能否自还,能自还者为结脉,不能自还者为代脉。所谓"自还",即"脉来动而中止,更来小数"之象,此"动而中止"之"动",非脉数之动,指脉跳动之动,此象实指缓或迟脉中见中止后,脉更来时有"小数"之象,临床中常见者为脉停一跳动波后,更来时出现一重复脉动波,竟然如促脉之象者是也。此实心率之可以代偿现象,用以补足外周所需之血液者,条文中称此为"反动"。此之"动"则确指数脉而言,指其后来重复之脉者,此亦即条文"中有还者"之义,亦即能自还之结脉。代脉则但能"因而复动","不能自还",即指无"更来小数"之象。是结脉可代偿,代脉则无此代偿之力矣,故代脉较之结脉为更重,《伤寒溯源集》言"结为病脉,代为危候"者,有以也,《脉经》称"代者死"则未必一概如此。怀孕4个月以前,或有见代者,逾期自复,此为结胎时气血下集之故,可归之于生理现象,亦有七情过用而代者,治之可愈,然此类代脉均非迟脉中可见而见于常脉者多。或如炙甘草汤证之气血不足,伤寒邪阻之代脉,虽可见于迟脉中,然亦可治之而愈。其真可因见代脉而死者,惟《内经》所指之脏气虚衰、脾气脱绝时为然,但此种代脉不仅"不能自还",且"复动"之间隔亦长,甚则有如"虾游"者,则直为死亡前之心跳欲停者矣。

[附　本问答有关《伤寒论》条文]

第178条　脉按之来缓,时一止复来者,名曰结,又脉来动而中止,更来小数,中有还者,反动,名曰结,阴也;脉来动而中止,不能自还,因而复动者,名曰代,阴也。得此脉者,必难治。

第177条　伤寒,脉结、代,心动悸,炙甘草汤主之。

78问　第283条云:"病人脉阴阳俱紧,反汗出者,亡阳

也,此属少阴,法当咽痛而复吐利。"此处少阴病脉与伤寒表证脉无异,而汗出之机有异,该如何理解? 少阴咽痛与实热咽痛如何鉴别?

答 伤寒表证脉紧,多无汗。太阳病麻黄证脉紧而兼浮,汗出则脉转缓,此紧为外寒束表,表气受束而见;少阴病脉紧兼沉、兼微细;此处之"阴阳俱紧",指浮取沉取俱紧(原中医研究院《伤寒论语译》本以为寸尺俱紧,意在因有咽痛故寸紧,因有利故尺紧,但症兼汗出,则虽咽痛而吐,亦可见浮小紧或浮细紧脉象,且可与该语译本第100条"阳脉涩,阴脉弦"之所指阴阳,解释为浮取为阳,沉取为阴统一);少阴病多无汗,今反汗出,为阴气盛而阳浮越,所以汗出、咽痛皆阳越之象,吐利则仍为少阴本象,合而为阴盛阳浮,故汗出而紧脉不解。少阴病里寒为本,阳浮为标,可寒化亦可热化,寒化为本,热化为标,故少阴之汗出应阵作而量少,不似太阳、阳明热汗而量多。由此可知鉴别重点在汗亦在脉,辨证时应全面顾及厥、烦躁、自利、舌象等况,尤其是舌象之舌色、苔色及其厚、薄、湿度等,而定其寒化、热化之程度。少阴咽痛不红肿,热化则可见嫩红色,而实热咽痛,多见红色或绛色。

125

三、查房病案选*

病毒性感冒（风温夹湿）

闫某,男,40岁,汉族,四川籍,北京房山长沟峪煤矿工人,发病季节:清明。

患者1周前因劳累汗出,复感外邪,即见寒战头痛、咳嗽、咯吐白色稀质痰。曾在当地医院肌注青霉素、口服感冒清热冲剂,证无缓解,寒战头痛依旧,且见纳差少寐,便秘溲赤,故来院求治。入院查舌边尖红,苔腻微黄,脉浮数,体温39.5℃,血压14/10kPa,两肺听诊呼吸音粗糙。血常规:Hb:130g/L,WBC:7.8×10⁹/L,N:0.67,淋巴细胞0.33。尿常规:PRO(＋),URO(＋)。X线胸透未见异常。中医辨证:外感风寒入里化热。西医诊断:病毒性感冒。入院后分别给以麻杏甘石汤加减,静点清开灵注射液及灭滴灵治疗。10天后仍有恶寒发热,体温在38℃左右波动,仍有汗出,诸症昼轻夜重,舌红苔黄略厚,脉滑数。故请巫老会诊,以明确辨证治疗。

巫老在查阅病历、听取病情汇报后详细检查了病人。指出病人目前寒热往来乃邪在少阳,发热但血象不高,寒战久作不已,且呈周期性发作,舌苔黄厚而腻,脉象滑数,中医辨证应为风温夹湿、邪入少阳。风温一证,初起以发热、微恶风寒、头痛、咳嗽、口微渴等肺卫症状为特征,多发于春季。该病人发病正值春

令,而又见有发热、恶寒、头痛、咳嗽等表热证存在,故应诊为风温。患者因治疗不当使邪由表及里转化,目前见有寒热往来,说明邪已至少阳。舌苔黄腻,脉滑数,说明热中夹湿。治疗当以清解少阳、除湿化热为主,应以蒿芩清胆汤为主加减,以清解少阳,以滑石、甘草、茯苓、山栀等除湿化热。处方如下:青蒿30克、炒柴胡10克、枳壳10克、黄芩10克、生甘草6克、赤白芍各10克、丹皮10克、滑石20克、知母10克、胡黄连7克、茯苓10克、炒山栀10克、虎杖15克,水煎取汁300毫升,分2次内服。

病人服药3剂,咳嗽咯痰症状消失,纳食增加,夜寐能安。两肺听诊呼吸音已清,但仍有发热恶寒,体温在37℃～38℃之间波动,大便干,再请巫老会诊。查其脉象数大,苔根黄腻。认为脉数,说明热已涉阳明;苔腻说明体内湿热未清,此证应属阳明少阳合病,法宜清热利湿为主。拟方如下:

生石膏(先下)30克、知母10克、生甘草10克、通草6克、滑石10克、双花30克、连翘15克、薏苡仁15克、胆南星6克、葛根10克、银柴胡7克、黄芩10克、青蒿30克。

患者再用上方3剂后,发热恶寒消失,体温正常,苔腻亦消,无其他不适,准以痊愈出院。

[体会] 病毒性感冒往往出现血象不高,但体温持续高热不退。临床常用以大量抗生素,但疗效常不显或不能速效,该病人属风温且夹有湿邪。湿性黏腻重浊,更难速去。巫老查房紧抓病因病机,从温病入手,结合时令,辨其为风温夹湿,又从六经分型辨证施治,根据病情发展,不断调整用药。用药精专,辨证准确,故取得满意疗效。

急性支气管炎(暑温夹湿)

赵某,男,54岁,汉族,北京市房山人,干部。1994年8月17日入院。病历号:31095。

主诉:咳嗽发热2周,伴呕吐腹泻1周。患者在2周前自述无明显诱因出现咳嗽发热,痰少色白,兼见恶寒。3天后病情加重,发热,体温达39℃,痰色变黄,伴胃纳呆滞,不欲饮食,故来门诊求治,给柴胡及阿尼利定注射液肌注,症无缓解,又到急诊室静点青霉素后症稍缓,继之未曾用药。1周前,咳嗽发热复作,且痰少色黄,口渴饮冷,汗多乏力,胃纳呆滞,并出现呕吐,得食即吐,伴有腹泻,但未见脓血,小便量少色黄,舌质红,苔黄厚腻,脉滑数,故收入院诊治。查血常规,Hb:125g/L,WBC:7.8×10⁹/L,N:0.76,L:0.24;ESR:6mm/h;尿常规正常;胃电图提示:慢性浅表性胃炎;X线胸片提示:两肺纹理增重;B超提示:肝右叶增大;心电图未见异常。入院中医辨证:咳嗽(痰热壅肺);西医诊断:1. 肺炎;2. 胃炎。遂给以清肺祛痰,以麻杏甘石汤为主加减之,并给以清开灵静点,服药5剂,效不显,故请巫老会诊。

巫老在查阅病历、详查病人后指出,患者主症为咳嗽发热。其咳,痰少色黄,质黏难出;其热,昼轻暮重,日晡更甚,且有汗出,二便尚且正常,伴有恶心呕吐,面赤心烦,舌质红,苔白腻,脉滑大。细询问其病史,发病前有伤食之弊;发病季节乃立秋时分,暑湿尚盛之际。从病因病机及主症来看,其病当属暑温夹湿,重结肺胃。患者因饮食不节,损伤脾胃,脾失健运,聚湿成痰,上淫于肺,故咳嗽有痰,痰湿蕴肺应见痰多,但时值夏末秋初,暑湿尚盛,病人复感暑湿,蕴蒸于肺,使湿浊黏滞,痰反不多,质黏难咯。内有湿浊,最易伤脾,脾性喜燥恶湿,故见纳呆不欲饮食。湿性黏滞,化热侵及肺胃,故见有汗出而热不解,且发热昼轻暮重,日晡益甚。从发热时间观之,病当在阳明,但阳明经证当为身大热、汗大出、口大渴、脉洪大,汗后体温应降,而今汗出而热不解,且有恶心纳呆,舌苔白腻,实为暑热夹湿之故也。恶心时作,乃胃气上逆。故今当用苦辛之品以清解之而重用芳化。选用白虎汤合泻心汤及藿香正气散加减,以苦辛芳化,清热解毒。处方如下：

生石膏（先煎30分钟）50克、生甘草6克、黄芩10克、黄连6克、栀子10克、泽泻15克、枳实10克、藿香10克、厚朴10克、杏仁10克、桑白皮15克、板蓝根20克、大腹皮10克、连翘30克、忍冬藤30克、川贝母12克、陈皮12克、生丹皮10克。

[体会] 夏季，暑气当令，气候炎热，一旦体内正气有亏，暑热乘虚而入。又因夏令湿气亦盛，暑湿之邪相交为病，故暑多夹湿，而成暑温夹湿之证，复因伤食，使脾胃受损，脾不健运，内湿亦生，加重诸症。暑热伤气，故壮热口渴，心烦面赤，脉象滑大，苔白而腻；暑为火热之邪，传变迅速，故病起数日即出现咳痰色黄、饮冷汗多等邪在气分之症。暑邪夹湿，发热外必见苔腻、呕恶、痰黏难出、痞闷纳差等湿重之征。本病虽系外感暑热，但因夹湿于内，故投清解五剂未获大效，今巫老在方中以白虎加泻心苦辛芳化为主，并加重清热解毒之量，兼以桑皮、杏仁、川贝、陈皮化痰为佐，恐湿热于内气阻不通，故用厚朴、枳实、腹皮等疏理气机以分化之。吾辈辨证，虽断其为痰热壅肺，但祛痰之药量不足，又忽视时令之变，妄用苦寒而不得其效。今巫老细查舌脉，详审病史，从时令、发病及主证出发，用药丝丝入扣，故投药3剂后病者渐愈。

129

慢性支气管炎继发感染
（冬温　痰热壅肺）

石某，男，82岁，北京房山人，离休干部。病历号：21001。

患者咳嗽反复发作1月余，加重1周。于1991年11月21日入院。询问病史，咳嗽气喘已数十年，每于冬日发作。1个月前因感受风寒而鼻塞流涕，咳嗽气喘，经服柴胡冲剂及通宣理肺丸等中药，感冒已愈。但仍咳喘不止。痰之性状初为白色泡沫，继之转为黏稠。入院20天前即出现恶寒发热、尿急、尿频、尿痛,近1周来咳嗽阵作,喉间痰鸣,呼吸气粗,咯吐白色稠痰,遂来院诊治。患者听诊双肺呼吸音粗糙,肺底可闻少量水泡音。查尿八项可见白细胞满视野,尿蛋白(++)。心电图为窦性心律,电轴不偏,Ⅰ度房室传导阻滞,冠状动脉供血不足,提示不完全性右束支传导阻滞。超声心动图提示为冠心病。肝胆B超未见异常。X线胸片提示肺纹理增粗。血常规示:Hb:110g/L,WBC:6.5×10^9/L,N:0.62,L:0.38。入院西医诊断为:1. 慢性支气管炎继发感染;2. 泌尿系统感染;3. 冠心病。中医辨证为咳嗽(痰热壅肺)。治疗以清热化痰、肃肺平喘为法,西药抗感染为主。静点10%GS加双黄连注射液,煎服汤剂以清金化痰汤加减。拟方:

桑白皮30克、黄芩10克、山栀10克、知母10克、贝母10克、瓜蒌30克、桔梗10克、陈皮15克、茯苓15克、麦冬6克、生甘草6克、杏仁10克。嘱其避风寒,忌辛辣,远肥甘。

11月26日巫老第1次查房,患者症状已较入院时好转,咳减喘轻,但诸症仍在。巫老肯定了以上治疗方案及效果,指出此病人年高体弱,脾肾俱虚,脾失健运,聚湿生痰;肾阳不足,水气不化,痰湿自内又生;痰浊干肺,肺失清肃,壅遏不宣,故见喘咳日久不愈,迁延发作。近日因外束风寒,故见咳嗽痰白,由于痰从热化,故痰质黏稠。素体脾虚,日持,内湿流注下焦,与新邪化热相合,致膀胱湿热蕴结,肾失开阖,水道不利,以致尿急、尿频、尿痛相继出现。舌苔薄白,质黯红,脉滑大均为痰热之象。此病证当属痰热内蕴。目前治疗效果尚可,热邪已清,应于前方中去甘寒清热之品,加重化痰,待痰热尽除后,可加强健脾化湿。拟方如下:

桑白皮30克、黄芩10克、川贝粉(分吞)10克、瓜蒌30克、桔梗10克、陈皮15克、茯苓30克、生甘草6克、杏仁10克、半夏10克、枳壳12克、车前草30克,4剂,水煎早晚温服。

12月5日巫老第二次查房,患者痰浊已化,仅晨间吐痰较

著,但易咯色白,溲便已畅,脉滑大,于活动后可见结脉,舌苔前光,边有瘀点,宜清气化痰、益养气阴为法。拟方:

北沙参20克、太子参20克、茯苓20克、法半夏10克、陈皮12克、瓜蒌30克、丹参20克、枳壳10克、川贝粉(分吞)8克、车前草20克、炙甘草6克、麦冬15克,5剂,水煎早晚温服。

患者经再服煎药5剂后已无明显不适,咳嗽咯痰已消,纳佳,便调,舌红苔薄白,脉弦。听诊心肺未见异常,触之肝脾未及,查尿八项蛋白已转阴,于12月8日痊愈出院。1年后随访,痰喘之证未见复发。

[体会] 本病属老年性慢性支气管炎继发感染,中医辨证为痰热内壅之证。经中药清热化痰、肃肺平喘,西药抗炎,证已减,但痰喘仍未尽除。巫老第一次查房,抓住了"痰"这个基本病机,及时去清热药而重用化痰,避免过用苦寒而伤及脾胃之弊,脾主运化水湿,若脾胃受损势必影响水湿的运化,加重痰浊内生,此为治病求本之法。第二次查房重视益养气阴,因祛邪势必伤正,病人系八旬老人,气阴原本不足,加之病程中发热汗出及攻邪药物的运用,势必使气阴更加虚损,若不及时益气养阴,顾护脾胃,病情定会迁延不愈。由于在治疗中从病因病机出发,抓住主要矛盾,治病求本,使病情及时恢复,使多年沉疾一药而愈。

双肺转移癌(咳嗽 气阴两虚 痰郁气滞)

张某,男,26岁,汉族,已婚,河北涞水县农民,入院日期:1994年5月26日。

主诉:咳嗽半年,加重5天,伴胸憋。患者半年前曾因感受外邪而出现咳嗽,痰少而黏,且时重时轻。5日前自觉咳嗽加重,伴有胸憋,四肢乏力,故来院诊治。追问病史,该病人4个月前曾在我院骨伤科行"左大腿横纹肌肉瘤"摘除术,术后病理检查为恶性肿瘤。曾给多柔比星等化学药物治疗,住院20余天出院,出院后未作任何治疗及复查。近日来,患者日渐消瘦,且憋闷咳嗽时作。查血常规,Hb:128g/L,WBC:11.2×10⁹/L,N:0.75,L:0.25;ESR:47mm/h。胸部正位片提示:两肺中、下段可见多个散在大小不等、密度均匀、边缘清晰的球形肿块影。诊断:1.肺部感染,2.肺部转移癌;即收入院完善各项理化检查以明确诊断。经查,AKP:110mg/h;BUN:13mg/dl;CO_2CP:35vol/dl;血电解质:钾为4.16mmol/L,钠为129.7mmol/L,氯为100.9mmol/L,钙为0.97mmol/L;胎甲球蛋白(一);血清耐热试验(一);心电图正常;B超提示:肝回声不均,脾增厚(脾厚4.2cm);双肺CT提示:双侧肺野可见广泛分布大小不等的结节及球形肿块影,最大病灶8cm×7cm×6cm,边缘清楚锐利,密度均匀,CT值23~60HU,右上纵隔旁及肺门可见肿大淋巴结,气管及双侧支气管通畅。CT诊断:双肺转移癌。患者症见:咳嗽,胸憋,痰少色白而黏,咳声响亮,左侧腋窝可扪及一2cm×2cm肿大之淋巴结,质地中等,表面光滑,界限清楚,无压痛,肝脾未触及,双肾区无压痛及叩击痛,未引出各种病理反射。舌质淡红,未见瘀点及瘀斑,舌苔薄白而少。舌体大小适中,无齿痕,未见舌底静脉迂曲,脉细。入院后法拟润肺滋阴、止咳化痰、抗癌,以沙参麦门冬汤加减。嘱其避风寒,调情志,忌食发物。经10余天治疗,患者咳轻,胸憋亦消,为提高疗效,请巫老会诊。

巫老在查房中指出,患者目前病情尚稳,天气尚可,故临床症状无太大变化,但从病情发展来看,肺部转移癌,治疗颇难。时间愈久,正气愈虚,预后愈差。对于癌症的治疗,是以出现的主症为依据的。关于癌症的转移,要从脾与肺和肺与肾的关系来考虑。目前病人舌质红,苔干根糙,说明患者气阴两虚证已出现,阴虚已冒头。舌苔白、咳嗽、有少量黏痰说明内有痰湿,痰郁气滞之证已具,故在治疗上应以保护元气为主,注意保护脾胃功能。因脾胃为后天之本，人有胃气则生，无胃气则死。癌症病人如能顾护脾胃功能，保证饮食正常，则病证尚有回旋之地，若脾胃衰败，则方药为难矣，故兼护气阴、化痰散结应为治疗之重点。拟方如下：

沙参 30 克、麦冬 15 克、太子参 30 克、鱼腥草 30 克、白花蛇舌草 30 克、生苡仁 30 克、龙葵 30 克、半枝莲 30 克、枳壳 10 克、川贝母 10 克、桑白皮 15 克、法半夏 10 克、陈皮 10 克、猪苓 30 克、露蜂房 15 克、夏枯草 20 克、焦三仙各 30 克，另配合西黄丸内服。

患者上方服用 10 剂，咳嗽咯痰大减，纳食增加，胸憋乏力亦较前为轻，病情好转，自动要求出院。给以出院带药，门诊治疗。嘱其坚持服药，避风寒，远肥甘，两月后随访，病人健在，纳食正常，咳嗽、咯痰亦消。

［体会］双肺转移癌属难治病范畴。今人多以延长患者生命为目的。在治疗上常用放射治疗或化学治疗以取效，但难免伤及脾胃，往往加重气阴两虚之证。亚老以病人之舌脉及现在症为依据，从顾护脾胃功能，保护气阴着手，兼以化痰散结、活血化瘀来治疗双肺转移癌，实为治病求本之法。在用药中亚老选用了既有解毒清热，化痰散结，理气活血功效，又有现代药理研究证明有明显抗癌作用的中药，使全方得以病证兼治、标本兼治。方中沙参、麦冬、太子参益养气阴；白花蛇舌草、半枝莲、法半夏、夏枯草、猪苓化痰散结；枳壳、陈皮、焦三仙理气健脾；露蜂房活血、攻毒、止痛；全方共奏益气养阴、化痰散结、活血化瘀抗癌之功。其中白花蛇舌草、半枝莲、龙葵、露蜂房有明显的抗肿瘤作用。由于在治疗中抓住了顾护癌症病人脾胃功能这个关键问题，从益气养阴下手，兼以祛邪，故获满意效果。

肺癌、右胸腔积液（悬饮　饮停于胁）

患者张某,女,50岁,农民。于1992年2月29日入院。病历号:22295。

主诉:右侧胸胁刺痛,伴咳嗽、发热5日。患者于2月24日上午因衣着不慎,出现恶寒,继而发热,下午又出现右侧胸胁疼痛,不能转侧,咳嗽,痰白量多,纳呆,呕吐,吐出胃内容物,到当地卫生院就诊,静点青霉素3日,症状未见好转,遂来住院治疗。入院时患者右侧胸胁刺痛,咳唾引痛,不能转侧及平卧,夜不能寐,咳嗽,痰白量多,发热,纳差,大便7日未行,小便量可,舌质淡,边有瘀斑,舌苔白略腻,脉滑数。查体温38.2℃,心率112次/分,呼吸20次/分,血压16/10kPa,神清,精神萎靡,痛苦病容,面色黄,左锁骨上淋巴结肿大,右侧呼吸音低,可闻及少量干性啰音,左肺下野可闻中小水泡音。化验:Hb:90g/L,WBC:12.4×10⁹/L,N:0.80,L:0.20,ESR:63mm/h。X线胸片示右肺中下野可见大片状阴影,边缘不清,密度较均匀。B超提示右侧胸腔可见3.0cm深度液性暗区,约在9～11肋间。患者既往有咳喘史10余年,未作过系统检查治疗,常自服"百喘鹏"治疗。性情急躁,喜甜食,吸烟20余年,每日吸烟10支左右。入院中医诊断:痰饮(悬饮　饮停胸胁)。西医诊断:1.右侧胸腔积液,2.肺癌?

入院第3天,行胸腔穿刺术,抽出血性胸水150毫升,胸水病理见大量淋巴细胞,未见恶性肿瘤细胞。

患者入院后给予青霉素800万单位每日静点,链霉素0.75克每日1次肌注,泼尼松20毫克每日2次口服及抗痨药(异烟肼、利福平、乙胺丁醇)等治疗。中药拟祛水逐饮法,以控涎丹加减,处方:炙甘遂3克、炙大戟3克、白芥子10克、葶苈子15克、桑白皮 30 克、苏子 10 克、瓜蒌皮 30 克、陈皮 10 克、半夏 10 克、生姜 10 克、薤白 10 克、杏仁 10 克、枳壳 10 克、乳没各 10 克、双花 30 克、连翘 15 克。服 6 剂后仍右侧胸痛,夜不能寐,不能转侧及平卧,时有低热,唯大便通下,日 2 次,质较软,纳可,小便正常,舌质瘀斑消失,舌苔白滑,脉滑。又处方:炙大戟 3 克、炙甘遂 3 克、半夏 10 克、陈皮 10 克、云苓皮 30 克、生姜 10 克、双花 30 克、连翘 15 克、泽泻 10 克、车前子(包)20 克、白芥子 10 克、鱼腥草 30 克、大贝母 10 克、丹参 30 克。服 3 剂后症状同前。

3 月 10 日巫老会诊:病人仍右侧胸胁刺痛,不能转侧及平卧,拒按,夜不能寐,时有低热,咳嗽,痰白量中,纳可,渴不多饮,小便少,大便尚可,舌苔薄白,左脉弦,右脉滑。巫老分析,患者既往咳喘多年,近则风寒袭肺,正邪交争于表,故恶寒发热,邪气入里则但热不寒,邪热壅肺,肺失宣降则咳嗽,发热。平素喜甜食,又嗜吸烟,甘甜苦燥之品合而伤肺困脾,使脾失健运,积湿生痰,上贮于肺,为痰饮之疾,故咳而痰白量多。两胁为少阳经脉分布循行之处,患者又素日肝旺,肝气不舒,枢机不利,使饮停胸胁而成悬饮。饮停气滞,血脉不行,脉络受阻,故胸胁刺痛,不能转侧及平卧。水饮内停不能上归于肺,通调水道,下输膀胱,故小便量少。弦脉为饮停胸胁之脉象。综赅病机,总因肺气不降而壅于上,饮停气滞,血脉不畅,且尚有余热未清,故治宜通调水道,下输膀胱,利水降气,并佐以清热、活血之品;因胸水为血性,不宜过用辛温。处方:

炙大戟 3 克、炙甘遂 3 克、半夏 10 克、陈皮 10 克、葶苈子 18 克、桑皮 15 克、枳壳 12 克、银花 30 克、连翘 20 克、丹皮 10 克、鱼腥草 30 克、车前草 30 克、茯苓 25 克、川贝母 10 克、浙贝母 10 克、郁金 10 克、芍药 15 克。

3 剂后疼痛缓解,溲量增多,继服 9 剂后,疼痛明显好转,坐卧时均不痛,痛区缩小且不拒按,偶见咳嗽,痰少,夜间能安睡,饮食、二便正常。又继服 4 剂后复查胸片,示:"右肺中下野可见

135

一直径 9cm 左右圆形阴影,密度均匀,边缘较清楚,其右肺下野之胸腔积液已完全吸收。"复查血,Hb:95g/L,WBC:6.1×10⁹/L,N:0.66,L:0.34。X 线胸片印象:"右下肺肿瘤多考虑。"因而转患者至北京胸科医院继续抗癌治疗。

[体会] 巫老初诊时处方与原服方雷同,已服 9 剂未效,继经巫老改方后而见效果,得悟其要在选药,现简析如下:

两方同用炙大戟、炙甘遂泻水逐饮,消肿散结,以治胸胁积液;半夏、陈皮燥湿化痰,理气和中;银花、连翘清热解毒,以清余热;鱼腥草清热解毒利尿,兼镇咳化痰。不同者在于巫老方:1. 舍白芥子之温肺祛痰,利气散结,通络止痛,而用葶苈子、桑皮泻肺降气,消痰利水,此正避开了《本草经疏》条中所说的:"夫阴虚火炎咳嗽生痰者,法在所忌"之训,而适应了血性胸水要求;2. 舍车前子而用车前草,不但既具车前子之功,还具清热解毒之用,并且现代实验研究车前草有镇痛、镇静、祛痰之功,可谓一药多功;3. 方中又以郁金活血止痛,行气解郁,丹皮清热凉血,活血散瘀,芍药养血柔肝,缓急止痛,较之原方丹参一味考虑更为全面。而枳壳一味更具特色,枳壳有行气消痰,以通痞塞之功,盖气化则水行,饮邪去,气机通,则血脉畅通。经此比较,受益匪浅。

《乳腺癌术后胸腔积液(悬饮)》

许某,女,53 岁,汉族,河北省涞水县农民。入院日期:1994 年 10 月 11 日。病历号:31577。

主诉:右胁疼痛 2 月余。患者 2 月前突发右胁疼痛,痛掣右肩及背。伴恶心呕吐、发热恶寒。曾去当地医院住院治疗,医者疑其为乳腺癌转移,故给以青霉素、头孢菌素静脉输入。20 余日后,胁痛仍时重时轻,不见明显疗效。1 个月前上症未减,又见干咳喘憋,不得平卧,只能向右偏侧,伴有午后低热,体温在

37.3℃～37.5℃之间波动,口干乏力,纳差便干,故来院求治,以胸腔积液原因待查收入院。入院后追溯其病史,4 年前曾患左侧浸润性乳腺导管癌,在北京肿瘤医院行左乳全切术,术后化学治疗 1 年后自行停药,其后未曾治疗。查该病人右侧胁肋疼痛,痛及肩背。气管左偏,右胸饱满,左乳缺如,右肋间增宽,语颤消失,右肩第 7 肋以下叩呈实音,右肺呼吸音听诊消失,腹软,未触及癥瘕痞块。B 超提示:右侧胸腔可见大量液性无回声区。血常规检查,Hb:115g/L,WBC:8×10^9/L,N:0.69,L:0.31。ESR:37mm/h;BUN:10mg/dl;CO_2CP:40vol/dl;血电解质:钾为 2.47mmol/L,钠为 120.4mmol/L,氯为 89.3mmol/L,钙为 104mmol/L;碱性磷酸酶为 65U/L;血清耐热及胎甲球蛋白实验阴性。X 线胸正位片提示:右肺下野可见大片状致密阴影,左肺尖处可见下缘整齐片状阴影。心电图提示:窦性心动过速,V_5、aVF 导联 T 波低平。抽胸水,比重为 1.020,透明度为混浊,细胞总数达 408 个,巨细胞总数为 350 个,多核细胞占 0.38,李凡他反应(±),胸水病理检查未见恶性肿瘤细胞。入院西医诊断:1. 胸腔积液待查:(1)癌性胸水?(2)结核性渗出性胸膜炎;2. 乳腺癌术后转移?中医辨证:悬饮(饮停胸胁)。遂给予中药蠲饮逐水、宣肺疏肝,并以能量合剂及氨基酸静点配合治疗。用药 5 天,证略见好转,但恶心呕吐仍阵作且渐行加重,故请巫老会诊。

巫老在查房中指出,肿瘤病人经治疗或手术后一般要过三关,分别为 1 年、3 年、5 年,若服药得当并坚持用药,5 年以上存活不为鲜见。乳腺癌转移途径一般从肺、淋巴、脾胃消化系统。该病人舌红苔浮厚,说明消化系统有问题,从脉象观之,右脉寸弦关滑,主心肺两经气分不行。舌质嫩红,主上焦气阴两虚,脾胃不足。该病人本具气阴两虚之证,故治疗中逐水宜缓图。目前患者恶心呕吐、腹痛为其主症,故治疗当重在治呕。肺有水饮,欲除之又非利水不能取效。肾为胃之关,肾主水液,故当益

137

肾,脾为生痰之源,主运化水湿,脾胃失健,水湿不运,悬饮内生,故治水又当先治脾。肺为贮痰之器,为水之上源,在治脾同时当利其肺气,阻上水之再生。从舌脉观之,舌嫩红,主气阴两伤;苔浮厚主脾失健运,胃失通降;脾病及肝,肝之疏泄功能亦失常态,在治疗中又当佐以疏肝理气。脉象两寸不足,尤以左寸小而且微,右寸小而弦且数,大小不均,主上焦心肺气阴虚弱,心气鼓动不足。综观脉证,其治疗当以运脾为主,脾健则水谷精微充足,可解上焦气阴亏虚之虑,和胃、降气、利水可除恶心呕吐之标急。故处方如下:

太子参 30 克、北沙参 30 克、竹茹 10 克、枳实 10 克、猪茯苓各 20 克、车前草 30 克、桑白皮 15 克、瓜蒌 30 克、葶苈子 12 克、生姜 3 片、大腹皮 10 克、陈皮 10 克、白花蛇舌草 30 克、焦三仙各 15 克。

全方健脾利水,和胃降气,兼补气阴。患者因恶心,药入即吐,巫老嘱以鲜生姜片涂搽于舌上,可解恶心呕吐而药液不能入胃之弊。方中以竹茹、生姜、枳实合用,止呕作用可倍增,亦可加入枇杷叶,在具有祛痰止咳功效外,尚有良好止呕作用。此方中所以不用姜半夏者因今市售半夏均为水半夏,功在祛痰,而无明显止呕作用,故舍之。方中又缘何弃党参不用而以太子参为君?盖因患者胃气上逆,呕恶正盛,党参性温易壅气,用之恐其呕恶更甚,故而以太子参易之。本方待病人呕恶除去之后可去太子参,加用党参、白术、砂仁以补其虚。因本病属悬饮,故以葶苈子攻逐水饮,桑白皮、猪茯苓、瓜蒌等渗利水湿之品以除饮停。

[体会] 本病当属中医悬饮,当以攻逐水饮为主。但患者乳腺癌术后,体质虚弱,气阴两虚,妄用逐饮恐不任峻下,且脾失健运,胃失和降,肝失疏泄,气壅于上,呕恶标实愈甚。故以运脾和胃、降气止呕为主治之,以"调理脏腑,扶正培本"为基本治则,辨证立法和选方用药丝丝入扣。

138

肺源性心脏病 Ⅲ度心衰 (肺胀 肺肾气阴两虚)

赵某,男,58岁,汉族,北京市房山区农民。入院日期:1994年1月14日。病历号:25767。

主诉:喘憋1月余,加重3日。患者咳喘病史已3年有余,每于冬月发病,1个月前因起居不慎,喘憋又作,呼多吸少,气不得续,动则尤甚,同时伴咳嗽,气短心悸,周身浮肿,小便短少。曾在当地诊所医治,给中西药内服后,浮肿退,但喘憋不减,近3日诸证加剧,夜不能寐,不能平卧,周身乏力,不能起坐。且时见神志恍惚,烦躁不安,时而嗜睡。故来院求治,以肺心病和心衰Ⅲ度收入院。患者神志尚清,精神疲惫,面黄唇紫,喘憋不得平卧,轻度咳嗽,无痰,心悸气短,呼多吸少,气不得续,乏力烦躁,夜不能寐,纳食不香,大便干结,五六日未解,小便尚可。询问病史,慢性支气管炎已20余年,肺心病史亦已3年有余。查体:面色萎黄,口唇紫绀,胸廓呈桶状,肋间隙增宽,心界叩诊不清,剑突下可见心尖搏动,心率100次/分,心律尚齐,各瓣膜区未闻及病理性杂音,双肺呼吸音略低,未闻及干湿啰音,肺、肝浊音界叩诊不清,腹软,肝大肋下可及5cm,剑下可及8cm,压痛明显,叩击痛(+),双下肢未见浮肿,舌质绛干,无苔,脉象沉细。实验室检查:血、便常规未见异常,肝功、血电解质、血糖、血脂均属正常;尿常规:PRO(+);BUN:10mg/dl;CO_2CP:42.6vol/dl。心电图提示:窦性心律,电轴左偏<-30°,右房扩大,肢导低电压,心脏顺时针向转位,V_1~V_3导联呈QS型。入院诊断:中医:肺胀(肺肾气阴两虚);西医:1.肺源性心脏病,心功能Ⅳ级,2.肺气肿,3.慢性支气管炎,4.冠状动脉硬化性心脏病。遂给以中西医结合治疗:予以吸氧、复方丹参注射液及青霉素静脉点滴以扩冠、抗炎,并对症使用氨茶碱及强心剂,中药以养阴敛肺、降气

平喘为法。用药 8 天，患者喘憋心悸略减，乏力亦较前为轻。1月 23 日查仍有轻度心衰，肝区压痛仍在，舌质绛，舌前部可见薄白苔，脉象沉细。心电图复查：心率 90 次/分，电轴左偏，肺性 P波，顺时针向转位，右室肥厚，左前分支传导阻滞，肢导低电压。谷草转氨酶（GOT）：正常；乳酸脱氢酶（LDH）：112U/L；CK：56U/L；AFP：（—）；血清耐热：（±）；血清蛋白：A：3.3g％，T：6.0g％；血电解质分析：钾：5.4mmol/L，钠：147mmol/L，氯：105mmol/L，钙：11.5mEq％；CREA：1.0mg％；BUN：9mg/dl。继用抗炎、强心、利水治疗，并用卡托普利及中药原法。为明确辨证、指导治疗，1月 25 日请巫老会诊。

巫老在查房中指出：肺源性心脏病属于中医心悸、喘证、咳嗽、痰证、饮证、水肿等病证范畴，但要根据主症而定。《灵枢》曰："肺胀者，虚满而喘咳。"《金匮要略》中说："上气，喘而躁者，属肺胀""咳逆倚息，短气不得卧，其形如肿"。这些记载与肺心病症状大致相似，其病主要部位在肺，且与脾、肾、心相关。病因复杂，变化多端。因肺为娇脏，外合皮毛；外邪袭入，首先犯肺；肺失宣降，故发喘咳。邪之所凑，其气必虚，正气虚损，营卫不和，机体抵抗力低下，而成夙根，遇外邪即发病变。病久不愈，传之于脾肾，脾失健运，水湿内停，酿湿成痰，上涌犯肺，故见咳痰喘嗽。肾虚不能制水，又可使水湿停聚而成痰饮，饮邪上犯，肺气壅遏而使咯痰、咳嗽等症加剧，又可影响脾运，使肺气不降，故本病标在肺，本在脾肾。心主营血，肺主卫气，输心而行血脉，肺病既深则气虚不能推动血液循行，血脉瘀阻而累及于心，心气不足故可见心悸气短、汗出、胸闷、唇青、爪甲青紫，舌质紫黯、见有瘀点瘀斑。血瘀、水遏不通可生水肿。水气凌心，气短等症亦重。该病人以喘为主，微咳无痰，大便干结，小便难而色黄，汗出不畅，双下肢水肿，舌红无苔，舌质紫黯，脉象软、数、大。苔少舌红为肺胃已伤，汗出不畅为邪在气分。肺阴耗伤，肾阴不足，气壅不降，肺中有热，肺与大肠，肾与膀胱互为表里，故见大便难解

140

不行,小便排出困难。瘀血内阻,故见舌质紫黯。该病证当属肺肾阴虚,气壅不降,故治疗当以养阴降气为法。处方:

生地 20 克、玄参 30 克、麦冬 15 克、当归 15 克、葶苈子 18 克、桑白皮 12 克、十大功劳叶 30 克、枇杷叶 30 克、丹参 25 克、生甘草 10 克、山萸肉 15 克、杏仁 12 克、瓜蒌 30 克、紫菀 10 克。

上方水煎 400ml,分 2 次服,日服 1 剂。并嘱其避风寒,慎起居,调饮食,尤忌食辛辣、酒、醋及鸡肉,以免助火伤阴。

服此方 10 剂,患者咳喘已轻,二便通畅,水肿消失,心悸气短等症状缓解,心衰已得纠正,复查血清耐热(一),血电解质已正常,脉沉细,舌质仍见紫黯,苔薄。给以好转出院,门诊随访诊治。

[体会] 本病巫老从脉证诊其为肺肾气阴两伤,气机壅滞不降。故重用生地、玄参、麦冬以滋养其阴;以葶苈子、桑白皮、瓜蒌等化痰行水;丹参活血化瘀;山萸补益肝肾;杏仁、紫菀化痰止咳,兼以润肺;十大功劳叶、枇杷叶在大量使用至 30 克以上时,可起到平喘肃肺之功,且无伤阴之弊。全方共奏补阴化痰降气之功。在查房中巫老细查舌脉之变而诊其气阴之虚,抓住重点,审慎用药,故效显症除。

141

冠心病 心律失常(胸痹)

段某,女,40 岁,汉族,北京房山区农民。于 1992 年 4 月 15 日入院。病历号:22800。

主诉:发作性胸部闷痛半年,加重 4 天。患者自诉半年前因劳累出现胸部闷痛,伴有心悸乏力,休息后自行缓解。而后遇劳即发。10 天前因受雨淋而见发热恶寒,咳嗽频作。自服安乃近后诸症皆减,但未尽除。4 日前胸部闷痛复作,痛势急骤,向左肩放射,伴有明显心悸、气短乏力,夜寐不安,头晕头痛,口干喜热饮,纳食尚可,二便尚调,遂来院就诊。门诊查心电图提示:频发室性早搏。以冠心病收入院。入院后查舌苔薄白微腻，舌质黯淡，舌体大小适中，舌底脉络色黯，未见迂曲；六脉弦滑、结代。胸部平坦，虚里按之应手，腹软未及癥瘕痞块，未见青筋暴露；心脏听诊：心率 98 次/分，心律呈二联律，各瓣膜听诊区未闻及病理性杂音；肺部听诊未闻及干、湿啰音；肝脾触之未及；肾区无叩击痛。血压：17/11kPa。实验室检查：血常规：WBC：7.6×10^9/L，N：0.69，L：0.31，Hb：125g/L；ESR：12mm/h；尿常规：未见异常；血脂分析：胆固醇：211mg％、甘油三酯 86.7mg％；β-脂蛋白：555mg％；BUN：17.3mg/dl；血糖 110mg％；血电解质分析：钾 5.29mmol/L，钠 134.2mmol/L，氯 100mmol/L；CO_2CP 35.8vol/dl；超声心动图提示：各瓣膜运动正常，心律不齐，可见频发室性早搏，心率过缓；心功能检查提示：心脏输出量及心肌耗氧量正常，血管外周阻力略小，冠状动脉灌注压大，血黏度及微循环正常。入院中医辨证：胸痹（心阳不足，寒湿内侵）；西医诊断：冠状动脉粥样硬化性心脏病（心律失常，频发室性早搏）。遂以益气通阳，散寒通痹，佐以活血理气为法，给中药汤剂及复方丹参注射液加入 10％GS 中静点，嘱其保暖避风寒，调情志，忌生冷，远辛辣。入院后经 21 天治疗，证略缓解，但仍心悸气短，胸闷痛时作，故请巫老会诊。

巫老在会诊中指出：该病当属胸痹范畴。胸痹的发生与年老体衰，肾气不足；膏粱厚味，损伤脾胃；七情内伤，伤心损神，气滞血瘀；思虑劳倦，伤及心脾等因素有关。如肾阳不足，不能鼓舞他脏之阳，故使脾胃缺乏肾阳温煦而致运化失健，营血虚少，脉道不充，血流不畅而致心失所养；如肾阴虚弱不滋他脏之阴，而致阴虚火旺，灼津为痰，痰热犯心，均可致胸痹发生。如膏粱厚味，损伤脾胃，助湿生热，热耗津液，而致心脾气化失调、运化失常，转为痰浊脂液，痹阻气血，而致气滞血瘀，胸痹亦可发生。如七情内伤，气机不畅，气为血帅，气滞则血瘀，心脉痹阻；寒邪侵袭，占侮胸阳，寒邪入经，稽迟不行，客于脉中，气亦不通，故见卒然而痛,均导致胸痹发生。故胸痹当以心脾肾为本,气滞、痰凝、寒阻、血瘀为标,常见有脉律不齐、胸痛、心痛、心悸、失眠等症。心动之平稳,脉律之整齐,需赖心气推动、心阳温煦、心血濡养、心阴滋润。该病人脉律不整,是因心气不足,鼓动无能,心气不能推动血行,气来不均,脉律故见不整,而见结代。患者舌象为舌中、前部无苔,舌根部薄白苔,舌面有红点。无苔表明阴之不足;舌面红点提示气郁生热,故方中宜远温热之品。追问病史,月事来潮,经色发黑,夹有血块,亦主血阻不通。胸膺痛疼是气血不通,气滞血瘀所致,由感寒诱发而加重。综观脉证,该患者表证已解,当属气滞血瘀,心脾两虚,气阴不足,其阴虚甚于气虚,故在治疗上以补心气、养心阴,兼以活血化瘀为法。方药宜选用党参、茯苓、甘草等补脾气,益心气;以生地、当归合用共奏补血和血之功,麦冬益心阴,清心养心;菖蒲、远志安神宁心;用丹参活血化瘀、镇静安神兼以补血;川芎通利血脉,活血行气;赤芍凉血活血,以清血中之热,白芍养血敛阴,柔肝止痛,并且有镇静安神之功,以疗虚烦不眠;用枳壳疏通气机。全方如下:

党参15克、茯苓20克、麦冬15克、生地15克、赤白芍各12克、丹参20克、当归12克、川芎10克、石菖蒲8克、远志8克、枳壳10克、甘草2克。

并嘱患者调情志、远肥甘、忌辛辣,若心悸甚可于方中加用五味子以补肾宁心,益气补中。

[体会] 冠心病类同于中医之胸痹,在治疗上以活血化瘀、理气通阳为常法。巫老在查房中分析了冠心病病因病机,从病人舌脉的变化,不但看到了瘀血内阻的一面,更看到气阴不足是病人目前的主要矛盾,辨其为气阴不足,心脾两虚之证,故补心气、益心阴则成为主要治疗原则。方中以四君加减以补脾益气,以四物加减养血活血,把治疗重点放在补益心气,此治病必求本。由于抓住了疾病的本质,故用药6剂后,患者诸症大减,好转出院。不拘于一法一方,审视病机,灵活用药是临证取效之关键。

143

急性广泛前壁心梗（胸痹 痰浊壅塞）

患者张某，男，60岁，离休干部。病历号：28354。

于1993年11月4日以阵发胸部闷痛3日，加重1日入院。入院前3天在劳动中发作胸部闷痛，向右肩、臂放射，持续约1小时，经休息后好转，此后每天发作约1～2次，每次持续1～2小时，均能自行缓解。入院当天于早饭后胸闷痛又作，故来我院就诊。入院时见患者胸部闷痛，烦躁不安，疼痛较剧，向右侧肩、臂放射，伴心悸、恶心、纳呆，舌质淡红，苔白厚腻，脉弦滑。查体：神清，体胖，体温36.5℃，心率108次/分，呼吸24次/分，血压20/14kPa，听心音低钝，余（一）。化验血，Hb：115g/L，WBC：11.5×10⁹/L，N：0.75，L：0.25。心电图示急性广泛前壁心梗损伤期，窦性心动过速（115次/分）。GOT：130U/L，LDH：760U/L，CPK：2540U/L，ESR：31mm/h。患者既往有高血压史1年，平素吸烟，每日1包，少量饮酒，嗜食肥甘。入院诊断：中医：胸痹（痰浊壅塞）；西医：1. 冠状动脉硬化性心脏病，急性广泛前壁心梗；2. 高血压病Ⅲ期。

入院后绝对卧床，西医以吸氧、止痛、应用血管扩张剂等治疗，中药拟通阳泄浊，豁痰开结，方用瓜蒌薤白半夏汤加减：瓜蒌30克、薤白30克、半夏10克、延胡索12克、砂仁（后下）6克、郁金10克、牛膝10克、夏枯草15克、木香6克、甘草6克。

服药4剂后，请巫老会诊：当时胸痛消失，但仍胸闷，纳可，大便经用番泻叶后尚通畅，小便黄，舌苔两边白略厚，中间黄焦，脉滑无力，尤以尺脉为甚。诊断：胸痹，为气阴损伤，痰湿未去，治以化湿浊，养气阴，兼理气活血。处方如下：

生地20克、丹参30克、赤白芍各15克、川芎8克、西洋参（另煎）3克、瓜蒌30克、薤白15克、半夏10克、陈皮12克、枳实

10克、远志8克、石菖蒲8克、茯苓30克、郁金10克、川贝母12克、檀香(后下)6克、砂仁(后下)6克、焦楂曲各20克。方中半夏、陈皮、茯苓、菖蒲、砂仁、川贝母、远志、瓜蒌、薤白、枳实、檀香化湿行气,丹参、赤芍、川芎、郁金活血化瘀,焦楂曲化瘀血,生地、西洋参、白芍养气阴。

5剂后,患者胸闷消失,饮食、二便正常,舌苔转为薄白,心电图ST段略有下降,GOT正常,LDH正常,CPK107U/L。后继续巩固治疗1个月痊愈出院。

[体会] 患者仅入院5天,又无明显热象,阴伤何来?巫老说这在病程较短的病历中是不多见的,况又见于湿温病、阳明病乎。本例病人素有痰湿,病后心气瘀阻,瘀而化热,以致热伤阴分。同时化湿、理气药本身温燥易伤阴,如不注意养阴,就会使伤者更伤,损者愈损,而犯虚虚之戒。本病历就是抓住了病机的关键,才使用药恰当、准确,而取得了很好的疗效。

高血压病(眩晕 肝阳暴张)

145

刘某,女,55岁,汉族,北京门头沟人,1994年10月16日入院。病历号:31625。

主诉:头晕胸闷10年,加重1个月。患者于10年前无明显诱因常自觉头晕胸闷,未作任何检查及治疗,5年前随其夫体检诊为高血压病,冠心病,其时测得血压26/14kPa,并自觉头晕、胸闷阵作,给予复方降压片、牛黄降压丸等内服后症觉好转,但诸症仍时有发生,其后亦未曾系统检查与治疗。1个月前因情绪激动,头晕胸闷加重,当即卧床难立,待情绪稍稳后遂来院就诊。测血压23/16kPa,精神不振,神识清楚,自述眩晕难以站立。门诊以高血压病、冠心病收入院。入院查胸闷纳呆,大便3日未解,小便色黄,夜寐尚可,询问病史既往曾患胆结石、肾结石,平素急躁易怒,大便时干,舌质红,苔黄少,舌体尖长,舌底静脉色黄,未见迂曲,六脉弦紧。查血常规:Hb:130g/L;WBC:7×10^9/L;ESR:14mm/h;BUN:20mg%;CO$_2$CP 40vol/dl;血脂分析:胆固醇190mg%,甘油三酯88mg%;心电图提示:冠状动脉供血不足;尿常规:PRO:(±),WBC>20/HPF,RBC:1~2/HPF;墨菲征阳性。入院诊断:1.高血压病Ⅱ期,2.高血压性心脏病,3.胆囊结石,4.右肾结石。遂以复方丹参注射液20ml加入10% GS 500ml中静脉输入,并给以中药平肝潜阳,祛痰泄热,兼以通腑。服药4剂证不解,遂请巫老会诊。

巫老在会诊中指出,病人刻下眩晕胸闷,大便干结,数日未解,烦躁易怒,观其舌质红,尤以舌尖为甚,苔薄黄,诊其脉,紧弦带有滑象。脉紧,主动脉硬化,脉弦,主肝阳暴张,欲动肝风,滑主痰热;舌尖红乃心火所致,大便长期干结难解,数日未通乃气机郁滞,心肝之火炎上所为。患者因平素饮食不节,伤及心脾,脾约不运,聚湿生痰,痰浊上扰,波及于肝,肝失条达,不能疏泄,郁久化热,热动肝风,故见眩晕头痛时作,又因情志之变,致心肝之火炎上,故加重大便干结。综观脉证,为心肝火旺,肝阳暴张,肝风欲动。当以镇肝熄风,清心通便为法,处方:

石决明(先煎)30克、生龙齿(先煎)30克、地龙15克、桑寄生30克、钩藤30克、菊花15克、赤白芍各15克、生丹皮12克、瓜蒌30克、山栀10克、黄芩10克、竹叶(后下)3克、莲子芯(后下)3克、丹参20克、生地15克、玄参12克。

方中以石决明、生龙齿等重镇安神,平肝潜阳;钩藤清热止眩,熄风平肝;桑寄生补肾通络降血压;地龙咸寒,通络降压,熄风止疼;赤白芍凉血活血,柔肝敛阴;瓜蒌清化热痰而利大肠;生丹皮清热凉血;竹叶、莲子芯利水而清心火;生地、玄参滋补心阴;山栀性味苦寒,通达三焦;丹参活血化瘀;黄芩清热燥湿,以清上焦之火。心火得清,肝阳得平,痰热得化,脉络通,肝风熄,则诸症可平矣。

巫老还指出,高血压病人之降压药物需长期维持、坚持每天服药。如头晕服之,不晕则停,吃吃停停,反不利病情之恢复。今人体质阴常不足,阳常有余。阴不足则肾水亏乏,肝阳亢上。加之饮食不节,恣食肥甘厚味,嗜酒过量伤及脾胃,脾失健运,痰浊内生,阻遏气机,造成眩晕诸症加重;情志不调,肝郁化火,火性炎上,可炼痰,可化风。因此,多食辛辣肥甘,急躁忧虑既可引起血压升高,亦常加重高血压症情。故调情志、避风寒、忌辛辣、远肥甘为高血压病人之必须。若调护失宜,纵有良方,亦终不能取效,所谓"三分吃药,七分调养"。

〔体会〕 巫老从病机出发,详查舌脉,诊其病乃心肝火热所害。火热日久,酿痰内扰,终会造成内风,故方以清泄心肝之火、潜阳滋阴、熄风化痰为法,使心火得清,肝火得泄,痰热得除,则头晕胸闷证除,血压平稳,此治病求本之法。巫老认为调情志、节饮食是治疗又一关键所在,故对患者耐心进行饮食起居指导是诊治中必须要作到的。

高血压病(眩晕 脾虚痰阻)

147

郭某,女,60岁,汉族,北京房山区农民,1994年10月24日入院。病历号:31607。

主诉:头晕10余年,加重1周。患者于10年前无明显诱因出现头晕目眩,其症时重时轻,曾在当地卫生院测得血压21.3/13.3kPa,给服复方降压片后症稍减,但未尽除,此后血压一直在20/12kPa左右,未曾坚持系统治疗。1周前患者因与家人生气后而见头晕、头胀、恶心,胃脘及右胁胀痛,遂来院求治,门诊以高血压病收入院。入院后查,血压24/13kPa;心电图:Ⅰ、aVL、V$_5$等导联ST段下降,aVL、V$_5$导联T波低平,提示:窦性心律,冠状动脉供血不足;B超提示:胆囊炎,脂肪肝,脾增厚;胃电图提示:慢性浅表性胃炎,十二指肠炎;脑电图提示:脑血流速右侧最小值减慢,外周阻力增高,双侧血管弹性减弱;血脂分析:

TCH：180mg％，TG：75mg％；GLU：89mg％；血常规：Hb：130g/L，WBC：4×10^9/L；ESR：8mm/h；尿常规：PRO：（一），WBC：5～6/HPF；大便潜血（±）；肺部 X 线正位片未见异常。患者除上述体征外，尚见胃纳呆滞，大便干结，墨菲征阳性，舌质淡，舌苔薄黄，舌底静脉略见紫黯，六脉弦滑。入院中医辨证：眩晕（肝阳上亢）；西医诊断：1. 高血压病Ⅲ期，2. 慢性胆囊炎，3. 慢性胃炎，4. 脂肪肝。遂以平肝潜阳佐以健脾为法。方用：天麻 10 克、钩藤 30 克、石决明 30 克、山栀 10 克、黄芩 10 克、半夏 10 克、青陈皮各 10 克、枳实 10 克、白术 15 克、茯苓 10 克、瓜蒌 30 克、焦三仙各 30 克，并以 5％GS 500ml 加川芎嗪 80mg 静脉点滴。

经 4 天治疗，血压仍在 25～23/13～11kPa 之间波动，头晕目眩仍未减除，为进一步提高疗效，请巫老会诊。

巫老在会诊中指出，病人血压目前仍在 25/12kPa，且自觉头晕胸闷，胃中不适，大便 3 日不解，并自觉肉瞤不安。此证当属眩晕（脾虚痰阻）。西医则诊为高血压病。高血压病是以体循环动脉压升高为主的一种常见病，可分为急进型和缓进型，缓进型的特点是起病隐匿，病情进展缓慢，病人出现头晕、头胀痛、耳鸣、失眠等症状，后期可出现脑、心、肾和眼底等器质性损害和功能障碍；急进型高血压特点是病情严重，发展迅速，血压显著升高，舒张压多持续在 17～19kPa 或更高，短时间可见脑、心、肾的严重损害，最后多因尿毒症而死亡。根据其临床表现，高血压病多与中医之眩晕、头痛、肝阳、肝风、头风及怔忡相似。《医学正传》中有"眩运者，中风之渐也"。《景岳全书》有"头眩有大小之异，总头眩也……至于中年之外，多见眼花、摔倒而不能醒者，必为中风中痰"之记载。中医认为其发病原因多与情志失调、饮食不节、内伤虚损有关。其病位主要在肝肾、多累及心脾。其病机主要是肝肾阴阳失调，长期精神紧张或忧思恼怒，使肝气郁滞，郁而化火。火性炎上，致肝阳上亢，见面赤火升、眩晕头痛、心烦易怒;或劳伤过度,年老肾亏,肾阴虚损,肝失所养,肝阴不足,水不涵木,肾水不能上济心阴而致相火偏亢,见有心悸、失眠、多梦等症;另有恣食肥甘,饮酒过量,损伤脾胃,致使脾失健运,湿浊自生而起者,系湿浊壅遏气机,久壅化火炼痰,阻滞气道,亦见有头晕、头痛;若瘀与痰浊交阻于脉络,亦可见中风之象。

左寸脉主心,右寸脉主肺。现此病人脉象,寸大于关,主气机壅滞于上,心肺两经气血壅滞不通,故见胸闷头晕,胃中时有不适。舌苔薄黄,边腻,说明痰阻于气分。舌淡主脾虚,舌红主脾胃有热,脾虚湿阻,久而化痰,痰郁化热,痰热交阻于心肺,故亦胸闷不舒。气郁失运,水谷之气不得下行,故大便不爽。病人自觉前胸肉瞤,是为脾虚肝风横窜引起。病人血脂偏高,中医则认为当责之于痰。综上所述,心肺气阻,壅滞于上,脾虚痰阻,肝风欲动是为该患者之主要病机。故治疗宜以清气化痰为主,在用药上除清气外,尚应选降气之品,以清降肝阳。脾为生痰之源,肺为贮痰之器,故亦选健脾化痰热、入气分之品入方。从临床经验来看,高血压病人收缩压波动明显,一般由情志波动引起,舒张压波动明显,一般由血管本身病变引起。该患者收缩压波动长久不下,故安定情志亦应为治疗之关键。处方如下:

虎杖 15 克、黄芩 10 克、黄连(后下)7 克、川芎 10 克、丹皮 10 克、瓜蒌 30 克、陈皮 10 克、丹参 30 克、法夏 10 克、茯苓 15 克、煅瓦楞 20 克、枳实 10 克、钩藤 30 克、焦三仙各 15 克、生苡仁 30 克。

方中以虎杖、黄芩、黄连等苦寒之品清热祛痰,解气分之湿热;以法半夏、茯苓、陈皮,取二陈汤之意以燥湿化痰;用川芎、丹皮、丹参活血凉血;用瓜蒌、枳实清热通便,解大便秘结;其中丹参虽为血药,其通的作用多,补的作用少,用之不至阻滞痰湿。其时不用熟地何为?因其药性呆滞之故。病人因脾虚,肝气犯胃,泛吐酸水,故以煅瓦楞解之;用钩藤平肝息风;焦三仙和胃利气;生苡仁健脾利湿。方中亦可加地龙以平肝息风,据现代药理研究地龙有明显降压作用。若痰湿重而苔厚,还可选用槟榔以消之。全方合用则气分热可解,痰湿重可除,脾气虚可健。

[体会] 巫老从病机入手,四诊合参,断其气壅于上,脾虚痰阻,故弃平肝阳、补益肝肾为主之常法,而以清通心肺气阻、利湿化痰为主。用药6剂,患者诸症大减,血压趋于平稳,肉瞤消失。其时若不清湿热,不通气分,不解便秘,则邪郁于内不去,妄用补肝、益肾,诸症实难驱除。以祛邪为主,佐以补脾利湿,则取效甚速。故详查病机,灵活用药,不拘于一法一方,实堪效仿。

周围性面神经麻痹(面瘫)

刘某,男,47岁,汉族,北京房山区人,教师。入院日期:1993年12月25日。病历号:28886。

主诉:左侧口眼㖞斜3周。患者3周前无明显诱因出现左项疼痛,次日见左耳下、耳后高骨及左侧头部痛。3日后出现左侧口眼㖞斜,即至乡卫生院诊治,与汤药数剂,症无缓解,又曾至北京某医院针灸科埋线治疗3次,症仍无明显缓解,遂来我院求治,以面神经麻痹收入院。入院证见左侧口眼㖞斜,耳下及左侧头部疼甚,无肢体偏废,纳可寐安,二便尚调。查血、尿、便常规均属正常;脑血流图提示:脑供血不足。入院中医辨证:面瘫(风寒袭表);西医诊断:周围性面神经麻痹。即给以疏风散寒、通络止疼为法,以针灸及口服汤药配合静点丹参注射液治疗。面瘫症状缓解,但左目未能完全闭合,眼睑瞤动。为提高疗效,故请巫老会诊。

巫老在会诊中指出,面瘫一证,多由脉络空虚,风寒之邪侵入,以致经气阻滞,经筋失养,肌肉纵缓不收而致,故治疗当以养血祛风为法。该患者诊断明确,前期治疗基本正确,目前左目发酸,闭目露睛,二便正常,纳谷尚香,舌质偏红,前部少苔,后部苔薄,脉缓,右软,左弦小。患者眼目发酸是因闭合不全,露睛日久,目睛与空气长期接触所致。因其肝肾不足,故见脉缓软且弦。缓乃气不足,弦软乃血虚,尤以肝血亏少为甚。气血亏虚,络脉空虚,卫外不固,风邪乘虚而入中经络,气血痹阻,运行不畅,筋脉失于荣养故见口眼㖞斜,目不能闭。在治疗上宜以养血为君,以补益肝肾,祛风通络为法。方宜以大秦艽汤加减之。处方:

生黄芪15克、生地15克、当归15克、赤白芍各15克、川芎18克、山萸肉12克、枸杞子12克、丹皮10克、秦艽12克、防风10克、黄芩10克、白术10克、白附子3克、全蝎4克、白芷8克、茯苓20克。

方中当归、地黄、川芎、赤白芍养血和营;秦艽、防风、白芷解表祛风;全蝎、白附子祛风痰,通经络;茯苓、白术燥化痰湿;生黄芪益气;山萸肉、枸杞子补肝益肾。因其舌红苔少,故又以丹皮、黄芩清热凉血。全方共奏养血和营,通络祛风之功。

巫老指出,面瘫一证,针灸疗效颇佳,故可在服用汤药同时配合之。其手法宜补,留针宜长,出针宜缓。目前该患者眼目不闭,配穴可用攒竹透鱼腰,以加强经气疏通。

患者用药3日,左目闭合较前为佳,眼酸亦轻。此法继用6剂,眼目已完全闭合,眼酸感亦消,故痊愈出院。

[体会] 面瘫一证,多由风邪外中而成,常法以祛邪为主,故每一味祛邪通络,今患者目开眼眬乃气血亏虚,肝肾不足引起。巫老从舌脉变化断其原因,故以养血补气为主,使气血充足,得以充养筋脉,加上祛风、除痰、通络等法,使患者痊愈而归。

胃肠神经功能紊乱
(脾胃阴虚泄泻)

杨某,男,66岁,汉族,已婚,房山水泥厂退休干部。1988年

9月3日（立秋时节）以腹泻腹痛40余天收入院。病历号：03966。

40天前因饮食不慎而泄泻，兼有腹痛，泻下如稀水，日行十数次，在某医院以胃肠神经功能紊乱、贫血住院20余天。经抗炎补液未见好转，病情日趋加重，泄下每日达数十次，伴纳差，口干欲饮，恶心呕吐，时时呃逆，食入则腹痛即泻，夜难入寐，面色萎黄无华，形体羸弱，行动迟缓无力，毛发憔悴失泽，双目凹陷少神，唇爪淡白，腹凹陷呈舟状，下肢水肿，肌肤甲错，大便水样，完谷不化（输液进量多少泻出多少，口服药片不足20分钟部分完整泻下），语言低怯嘶哑，懒言少气，舌质嫩红无苔，左脉浮大，右脉细。体温不高，脉搏94次/分，血压正常，大便常规可见白细胞，未见阿米巴滋养体和悬滴。大便潜血（一）便培养为革兰阳性杆菌，尿常规正常。多次检查血常规，最低时 Hb：53g/L（双量），RBC：1.75×10^{12}/L，WBC：0.5×10^9/L，N：0.59，L：0.41，BPC：40×10^9/L，出凝血时间：正常，血沉：40mm/h，Ret：0％，B型血。肝功正常，HBsAg（一）。血电解质：钾：3.3mmol/L，钠119mmol/L，氯100mmol/L，CO_2CP：20vol/dl，BUN：26.6mg％。血清耐热（一），AFP（一），γ-GT：16IU/L。蛋白电泳 A：42.3％，α_1：7.2％，α_2：14％，β：14％，γ：22.4％。全消化道造影未见异常。心电图提示：冠状动脉供血不足，脑血流图提示：脑血管紧张度增高、弹性波减弱。B超示肝脾增大。由于病人极度衰竭，本人及家属不同意作乙状结肠镜和骨髓穿刺检查。

分析：患者年近七旬，素体虚弱，时而腹泻，这次正值立秋时节，饮食不当，损伤脾胃，致升降失调，运化失司，脾胃受病，对饮食的消化吸收发生障碍，而使清浊不分，混杂而下，下走大肠则成泄泻。久泻伤肾，肾为胃之关，关闭不密，而泻下逐渐加重。脾肾俱伤，先后天失养，无生化精血之源，导致气血阴阳亏损而成虚劳病。中医诊断：1.泄泻（脾虚），2.虚劳。西医诊断：1.胃肠神经功能紊乱，2.贫血（营养不良性）。

本着急则治其标、缓则治其本的原则,以健脾和胃止泄固脱为法。拟方:人参(单煎兑服)10克、云苓15克、白术15克、白芍30克、木香(后下)6克、莲子肉15克、升麻6克、白豆蔻15克、砂仁(后下)6克、芡实10克、米壳6克、甘草6克,并嘱咐患者宜流质饮食,禁辛辣、肥腻厚味,忌气恼忧郁,避寒凉。上方2剂后,大便次数略减少,为水样泡沫样便,舌红绛,脉细数。

1988年9月6日巫老第1次会诊:根据病人腹泻40余天,日行数十次,面色萎黄,消瘦,泻水样泡沫样物,舌质鲜红,无苔,脉细数,考虑气阴两伤,营分虚热。提出治疗要本着收涩不伤阴,养阴不碍胃的原则予以坚阴固涩法。拟方:

炒黄连5克、阿胶(烊化)10克、鸡子黄(自备)1个、西洋参(另煎先服)6克、石斛(先煎)20克、白头翁10克、白芍30克、莲子肉15克、生地榆10克、银花10克、石榴皮(自备)10克、五味子6克、枇杷叶20克、生姜汁一匙。上药由大夫指导自煎,分4次温服。9付药后,腹泻次数减少,仍纳差且呃逆频繁。在上方基础上加竹茹12克、陈皮10克、柿蒂12克,服2剂呃逆止,能食少量流汁,大便日行4次,多在晨间。

9月21日第2次会诊:病人腹泻已50余天,经服药后日行3~4次,面色消瘦、无光泽,语言无力,舌质红,舌面可见少量薄白苔,脉有来无去。泻使脾胃气阴俱伤,脾肾不守,关闸尽弛,气阴两伤,浮阳不潜。治疗宜标本同治,用以健脾补肾益气生津法。组方:

西洋参(另煎先服)30克、黄连(后下)5克、阿胶(烊化)10克、白芍30克、白头翁10克、生地榆10克、石榴皮(自备)10克、五味子6克、莲子肉10克、陈皮10克、肉桂2克、小茴香8克、鸡子黄(自备)1个。

连服20余剂,泻止纳香,每日可进五六两稀饭,无恶心呕吐,夜能入寐,舌质淡,苔薄白,脉细数。于11月3日改为口服八珍汤加减,用以调理气血,复查 Hb:90g/L,RBC:3×10^{12}/L,

WBC：4×10^9/L，BPC：88×10^9/L，ESR：7mm/h，Ret：0.5％。11 月 6 日病人要求出院，嘱其半月后复查。

第 1 次病人复查（11 月 23 日），自诉出院后未腹泻，纳谷香，能自行上三楼诊治，血红蛋白同出院时，Ret 已达 1‰，为巩固疗效，又服药调理，第 2 次复查，Hb：105g/L，其他化验项目已近于正常，病人面色红润，无其他不适，并能干一些家务活。

本病属于疑难病证，腹泻 40 余天，转入我院之前已在外院治疗 20 余天无效，入我院后已极度衰竭，实属久泻致虚劳证。住院后以服巫老中药为主，配合输液输血支持疗法，取得了满意的效果。病人痊愈出院，至今健在。

慢性浅表性胃炎（呕吐 肝横干胃）

赵某，女，45 岁，农民，1993 年 8 月 14 日入院。病历号：27620。

患者平素性情急躁易怒，既往体健，无胃痛、呕吐病史，入院时患者已呕吐黄绿苦水 1 月余，系与爱人吵架后发病，经治月余无效而入院治疗，伴头晕无力纳差，心悸失眠，大便 4 日未行，舌质淡，苔薄，脉软小。查胃电图示：慢性浅表性胃炎。B 超示：肝胆胰脾肾回声正常。血、便常规正常，尿十项见：KET（＋＋＋），URO（＋）。中医诊断为呕吐（脾气不足）；西医诊断为慢性浅表性胃炎。治以益气健脾，和胃降逆。方以四君子汤加味，服药 3 剂后仍呕吐不止，反有加剧之势，脉证同前。

8 月 17 日巫老查房后指示：患者平素性情急躁易怒，迁延日久，本次为情志不遂后发病，怒为肝志，木喜条达，情志不畅，郁怒太过致肝失疏泄，横逆犯胃，胃气上逆发为呕吐。肝胆相连，肝失疏泄，致胆汁排泄不利而上逆，则见呕吐黄绿苦水。患者呕吐月余，胃无以受纳，《难经》云："谷不入半日则气衰，一日则气少。"故见头晕乏力、心悸失眠、舌质淡、脉软小等一派脾虚之象。诸症皆肝郁为本。木旺乘土。治宜平肝和胃，理气止呕为法。其脾虚之症为肝失疏泄所致，肝气舒则脾自健，故可佐以少量健脾之品。用药可以旋覆代赭汤加减：旋覆花下气降逆止呕，代赭石体重而沉降，善镇冲逆，以二者为君；加以白芍柔肝；青陈皮能行能降，与半夏、枳壳共起疏肝行气降逆之效；佐以白术、茯苓及清补之太子参，健脾之不足；气郁日久必有化热之势，可以小量黄连清之。处方如下：

旋覆花(包煎)10克、代赭石20克、枳壳10克、白芍10克、姜半夏10克、青陈皮各10克、木香(后下)6克、砂仁(后下)6克、太子参20克、炒白术10克、茯苓15克、黄连(后下)3克，水煎服，日1剂。

服3剂后患者呕吐即止，继用原方3剂后纳食较香，头晕乏力、心悸失眠明显减轻，改以香砂养胃丸口服，1周后诸症俱消。

[体会]　巫老在诊治疾病时不但重视舌症脉情况，还重视其病因。本例患者，辨为肝郁气逆为本，脾虚为标，真实假虚，故以平肝降逆之药为主，佐以少量健脾化湿之品，泄实补虚，取得了满意疗效。如仅着眼于脾虚之象，而不注意究其肝逆，误以健脾益气之药治之，则呕吐难止，或反而加剧。巫老在用药时平、降、行、和、补兼施，主次分明，使祛邪而不伤正，达到了邪去正安的疗效。

十二指肠球部溃疡、胃窦炎(胃脘痛)

赵某，男，21岁，消防队员。1993年7月17日入院。病历号：27340。

患者有胃痛病史2年，反复发作，均在胃脘部，呈刺痛，夜间或饥饿时发作为多，曾多方求治，服用三九胃泰、西咪替丁、胃仙

U等药物,但停药即发。平素急躁易怒,喜饮酒(每日5两左右)。本次为暴怒后胃痛剧烈发作2天,服上述药物症状稍缓后又剧。入院时胃脘部刺痛拒按,泛酸纳少,倦怠乏力,大便干,舌体胖质淡,苔薄白,脉滑。查胃电图示:胃窦炎。胃镜示:胃黏膜广泛充血,食管贲门充血水肿,十二指肠球部溃疡,活动期。血尿便常规均正常。中医诊断为胃脘痛(气虚血瘀);西医诊断为:1. 十二指肠球部溃疡,2. 胃窦炎。治以益气行气,治血化瘀,兼以清热。方以失笑散合丹参饮加减。服3剂后仍胃痛发作较频,脉证同前。

7月20日巫老查房分析:患者性情急躁易怒,怒则伤肝而肝气郁结,本次发病前暴怒,使肝郁复加,横逆犯胃发为胃痛,平素喜饮酒,酒性湿热伤胃,肝气夹胃中之热上逆而为泛酸;犯脾则脾失健运,脾主运化升清,脾虚则消化吸收功能失常,故见纳少、倦怠乏力;舌体胖质淡为脾虚水湿内停之象,脉滑为热湿之邪蕴内。查胃镜示十二指肠球部溃疡、胃黏膜充血。溃疡病中之十二指肠溃疡极少泛酸,此症为胃黏膜充血、胃窦炎所致。中医辨证属肝脾不和,木横乘土。治宜疏肝理气、益气健脾为法,佐以清热利湿。原方以活血祛瘀为主而效差之故亦在此。气虚日久虽可致瘀,但本病未见瘀象,不需作主要治法。可以性味甘平益气之党参实脾胃,加以青陈皮、枳壳、川楝子等疏肝理气;猪茯苓、滑石助党参健脾利湿;乌贼骨制酸止痛;三七粉、丹参理气定痛;延胡理气止痛;连翘清十二经气分之热;黄连、生地榆清肠胃气血之热,以抑胃黏膜及十二指肠之炎势,亦即清气止痛之法,共起疏肝理气、益气健脾、清热化湿之效。方药如下:

党参10克、枳壳10克、青陈皮各10克、川楝子10克、香附12克、滑石20克、猪茯苓各30克、乌贼骨粉(分吞)8克、丹参20克、连翘20克、三七粉(分吞)2克、生地榆15克、延胡索15克、甘草10克、黄连粉(分吞)3克,水煎服,日1剂。

服上方5剂后胃痛近止,平均每日发作1次,较轻微,舌根略黄,遂去党参加太子参 20 克。继服 10 剂,胃痛无发作,配以丸药巩固,2 周后纳食较香,无倦怠、乏力、泛酸等症,痊愈出院。随访 3 个月未见复发。

[体会] 胃痛一证,可有寒凝、食积、气滞、火郁、血瘀、阳虚、阴虚之分,与肝脾关系最为密切。巫老在诊治此证时既从总体上把握住其病因病机及与其他脏腑的关系,又重视其微观辨证。本例患者辨其为肝脾不和,不单因其病有定处,呈刺痛即辨为血瘀,亦不因其纳少、倦怠乏力、舌体胖质淡等即辨其为脾虚,而是依其病史、饮食嗜好及诱因、综合舌脉情况辨为木横乘土,抓住疾病症状的本质做整体辨证。巫老用药亦多发挥,如因连翘之辛凉开表、清十二经气分之热而用其开胃经之结;并常言:有瘀象兼消化欠佳者用刘寄奴;蒲公英可用于气分有热、胃有炎症者等,将新老药理结合辨证运用,达到消炎止痛之功。

王　斌

结核性腹膜炎合并腹水
(鼓胀　脾虚肝郁)

文某,女性,28 岁,汉族,四川省人,农民,已婚。1994 年 7 月 9 日入院。病历号:30756。

主诉:腹胀大如鼓,伴疼痛 10 天。患者 10 天前无明显诱因见腹部胀大如鼓,自觉腹部疼痛,汗出尿少,食欲不振,大便质稀,时见血色。曾在外院查 B 超提示:腹腔积液,脾大。X 线腹平片:膈下未见游离气体与液平。建议查腹水以明确诊断。故来院求治,以腹水原因待查收入院。入院症见腹大如鼓,面色㿠白,口燥咽干,失眠多梦,午后潮热,食欲不振,小便短少,大便干结,舌质紫黯,苔白,六脉沉细。检查体温:38℃,听诊双肺呼吸音清,心律尚齐,心率 90 次/分,心尖区、主动脉及肺动脉区可闻及Ⅲ级收缩期吹风样杂音,腹部膨隆,腹围 81cm,可叩得移动性浊音,肝脾未触及,腹部触之呈揉面感,未见蜘蛛痣及肝掌,双下肢未见浮肿,腋下可扪及肿大之淋巴结。实验室检查血常规:Hb:90g/L,WBC:7.2×10^9/L,N:0.67,L:0.31,E:0.02,BPC:127×10^9/L;BT:$3'$;CT:$6'$;血清蛋白:T:6.5%,A:1.2g%;肝功能正常;血清耐热及胎甲球阴性;血电解质分析:钾:3.42mmol/L,钠:139.4mmol/L,氯:104.4mmol/L,钙:1.13mmol/L;CO_2CP:38.1vol/dl;BUN:18mg/dl;BS:63mg%;ESR:20mm/h。入院诊断:结核性腹膜炎合并腹水。中医辨证:鼓胀(肝肾阴虚)。遂给以滋养肝肾、养血、凉血、化瘀,以知柏地黄汤合膈下逐瘀汤加减,并以能量合剂及青霉素静脉输入以辅助治疗,抽腹水以明确诊断。腹水常规提示:黄色混浊,蛋白(+),比重1.020,细胞总数5250/mm³,白细胞总数800/mm³,分类:单核0.8,多核0.2;病理报告:离心腹水石蜡切片,见多量红细胞和少量中性粒细胞,未见恶性肿瘤细胞。经6天治疗,效不显,诸症如前,故请巫老会诊以指导治疗。

巫老查房中指出,该病人腹大如鼓,腹壁坚韧,触之有揉面感,叩之有移动性浊音,且伴有腹痛,午后潮热,时有盗汗,食欲不振,乏力消瘦,腹腔穿刺为渗出性腹水,病理检查未见癌细胞,未见肝掌及蜘蛛痣,B超肝脏未见异常,胎甲球及血清耐热皆阴性,请妇科会诊亦未见下腹包块,故暂可排除肝硬化、癌肿及卵巢囊肿引起之腹水,西医当诊为结核性腹膜炎合并腹水,中医当辨为鼓胀。该病人发病前有腹痛,其疼痛部位上及腋下,下至大腿内侧,脉滑小,舌质紫黯,苔薄白而涩。足太阴脾经之循行起于足大趾末端,沿下肢内侧上行。从经络循行观之,本病当属足太阴脾经之患,病人能食,但食后腹胀,亦属脾不健运之故。肝胆之气不通则腹胀亦甚,今病者水鼓之证实乃脾运不健,水湿内停之由。而水湿之内停,又因阳气不化所为。其脉滑为水郁,其舌紫黯主体内有瘀,苔薄白而湿,乃未见明显阴虚之象,故病人主要为脾之气分不足,不能制水,气机不通而致。其证虚实夹杂,实多虚少。丘墟穴乃足少阳胆经之原穴,故手扪丘墟而见痛者,主胆囊有疾,该病人丘墟有明显压痛,当虑胆有疾患。综上分析,其病机当为脾虚失运,肝胆郁滞,治疗当以健脾利水疏肝理气为法,重用脾肝气分之药。处方:

党参12克、白术15克、枳壳12克、猪茯苓各30克、泽泻20克、鸡血藤15克、车前草30克、槟榔10克、焦楂曲各20克、桃仁10克、丹皮10克、水红花子18克、半枝莲30克、白花蛇舌草30克、香附12克。

其方用参、苓、术取四君之意补脾益气;以槟榔、枳壳、香附、焦楂曲等疏肝理气,条畅气机,破气行滞;以车前草、半枝莲、猪茯苓、白花蛇舌草等渗利水湿;用丹皮凉血且活血,以桃仁、鸡血藤、水红花子等活血祛瘀。脾主运化、肝主疏泄,脾健则水湿能化;肝气疏通则气、血、水亦能正常疏泄,俾水鼓能得以消除。在服中药同时,给以西药抗痨辅助治疗。

方进10剂,水鼓渐消。查病人腹围已至71.5cm(患者平素腰围71cm),叩其移动性浊音已消失,复查B超:腹腔内未见液性回声。腹痛、腹胀亦无,神清、寐安、纳香,故给以好转出院,嘱其继用西药抗痨治疗。

[体会] 鼓胀一证,当责之肝、脾、肾三脏受累,气、血、水郁积不通,日渐而成之。本病人当为脾气郁结,运化失常,水湿停滞,渐而肝胆气郁致水湿与血瘀蕴结,痞塞中焦。肝脾同病,迫其累及肾与膀胱,而致气化失司,乃成鼓胀。鼓胀乃属重证,常人用药多以攻伐逐水通导。顾松园在《医镜》中曾说"鼓胀起脾虚之损,治之当以大补之剂增其根本,少以顺气以通积滞,有夹积者,佐以消导去其积、有夹热者加寒凉以清其热,如单用大补而佐使不明,则必致壅滞,则胀愈甚矣"。巫老在治疗时弃逐水不用,以四君为主固其本,佐以枳、槟、香附理其气,猪茯苓、半枝莲、白花蛇舌草、水红花子渗其湿,更加丹皮、桃仁、鸡血藤活血祛其瘀。全方丝丝入扣,药尽其用,故鼓胀得以渐消。

乙肝（阳黄　湿重于热）

李某，女，25岁，本院工作人员，于1993年7月20日入院。病历号：27341。

主诉：目黄、身黄、小便黄2日，伴右上腹疼痛，恶心，呕吐，吐出胃内容物，乏力，纳呆，轻度发热，舌质红，苔白厚腻，脉滑。化验，TTT：8U，GPT：310U：HBsAg（＋），抗-HBc（＋），总胆红素2mg％，直接胆红素1.2mg％，间接胆红素0.8mg％。患者平日饮食无规律。入院后中医诊断为黄疸（阳黄　湿重于热）；西医诊断为急性黄疸型乙型肝炎。

入院后西药给予维生素C、维生素B$_6$及葡醛内酯（肝泰乐）静点，中药拟利湿化浊清热法，以茵陈五苓散加减：茵陈30克、茯苓15克、泽泻10克、猪苓15克、藿香10克、白蔻仁10克、滑石10克、栀子10克、大黄（后下）4克、柴胡10克、金钱草30克、郁金10克、陈皮10克、竹茹12克、半夏6克、甘草6克。8剂后呕吐止，右上腹痛消失，食欲渐增，大便略软，小便正常，舌质红，苔白腻，脉滑。以上方去半夏、竹茹继服12剂后，黄疸渐退，但仍身倦乏力，舌质淡红，苔薄脉缓。GPT下降不明显，HBsAg仍＞1：16。

8月17日巫老会诊。诊查该患者，黄疸消退，但仍有身倦乏力，食欲不振，腹胀，大便不实，舌质淡红，舌体略胖大，苔少，脉缓。HBsAg仍＞1：16，GPT：257U。巫老指出，患者平日饮食无规律，可损伤脾胃，脾失健运，可使湿邪内生，郁而化热，壅阻中焦，影响肝胆疏泄，致胆汁不循常道，渗入血液，溢于肌肤，发为黄疸。经过治疗，黄疸已退，目前为脾气虚弱，气血不足之象。本病虽由肝胆失于疏泄，胆汁外溢而致，但以湿邪壅阻中焦为本。如果脾气不健，则湿失于化而又内生，可引起黄疸复发。肝有藏血之功，肝失疏泄，致血脉瘀滞，瘀久必有化热之势，可助残湿余热再生,使病情缠绵不愈。故目前治疗应以健运脾胃,调补气血为主,佐以清肝、清血。以四君子汤补益脾胃之气为主,加以当归、丹参、赤白芍补血调血,共起扶正之功;取蚤休入肝而清肝,土茯苓、虎杖清热解毒除湿,以清残湿余热;刘寄奴、水红花子、郁金活血清血,焦三仙、枳壳健脾理气消胀,如此使补中有清,使脾胃得健,气血得补,余邪祛则病自愈。方如下:

党参 15 克、白术 15 克、猪苓 30 克、生甘草 6 克、当归 12 克、丹参 12 克、赤白芍各 12 克、蚤休 10 克、刘寄奴 12 克、水红花子 18 克、土茯苓 30 克、郁金 10 克、虎杖 10 克、焦三仙各 15 克、枳壳 10 克。

本方服 10 剂后,GPT 降至正常,HBsAg 转阴,乏力、纳差、腹胀等症消失。继服原方 15 剂,复查 HBsAg(一),抗-HBs(±),HBeAg(一),抗-HBe(+),抗-HBc(+)。患者已上班恢复正常工作。

[体会] 澳抗转阴是一个很棘手的问题,转阴率很低,约在 50% 以下,且恢复很慢。本例患者能很快痊愈,妙在祛邪药物的应用。当患者表现出一派脾气虚弱、气血不足之象时,巫老不仅看到本虚的一面,更考虑到黄疸刚退,但残湿余热犹有再生趋势,且病久犹可入血,故考虑到清血。脾虚则肝不能正常疏泄,且肝藏血,故清血的同时又考虑到清肝。否则待残湿余热复生,则每致病情反复。《难经·七十七难》云:"上工治未病,中工治已病者,何谓也? 然:所谓治未病者,见肝之病,则知肝当传之于脾,故先实其脾气,无令受肝之邪。故曰治未病焉。"此条经文与本例有可通之理。

肝硬化腹水(鼓胀 脾虚湿阻)

高某,男,55 岁,汉族,北京房山区人,干部,于 1994 年 8 月 24 日入院。病历号 30324。

主诉:腹胀如鼓半年有余,伴咳嗽加重月余。患者平素嗜酒量多,于1993年2月始见腹部膨大,纳食减少,食后腹胀满闷不适。曾在当地卫生院诊为胃炎,予胃得乐等药物治疗,不效,随来我院求治,诊为肝硬化腹水收住院。经治疗后好转出院。今年5月症状又行加重,曾服中西药物治疗,症状时轻时重。1个月前因不慎外感,咳嗽频作、咯痰量多,色白质黏,伴咽痛,胸憋,纳差,恶心,且腹大满闷,尤以食后加重,小便短赤,大便不爽。给以清热化痰,证无缓解。继之又见双下肢水肿,故来院求治。入院查舌质黯红,苔黄腻,脉弦滑。血常规:Hb:90g/L,WBC:30×10⁹/L,N:0.66,L:0.34;ESR:4mm/h;尿常规:WBC:2～3/HPF,RBC:1～3/HPF,PRO:(±);肝功能检查:HBsAg>1:16,血清蛋白:A:29g/L,G:31g/L;血脂分析:胆固醇:5.2mmol/L,甘油三酯:0.89mmol/L,血清耐热及AFP(一);血电解质:钾:3.18mmol/L,钠:138.6mmol/L,氯:102.9mmol/L,钙:1.06mmol/L;BUN:17.5mmol/L;CO₂CP:10.06mmol/L;CREA:1.5mg%。胸部X线正位片示肺纹理增重。入院中医辨证:1.暑湿犯肺,2.鼓胀(脾虚湿阻型);西医诊断:1.上呼吸道感染,2.肝硬化腹水(代偿期)。予汤药以清热利湿,宣肺利水为法,加用清开灵及10%GS静点以清热保肝,嘱其调情志,戒烟酒,慎起居。经1周治疗后患者肿消咳轻,但腹水仍未尽去,故请巫老会诊。

巫老在详细询问病史、体查病人后指出,酒食不节、嗜酒过度是造成肝硬化的原因之一。肝喜条达,主疏泄,嗜酒过度,损伤肝脏,肝失疏泄,致肝气郁结。肝郁犯脾,脾失健运,而致肝郁脾虚,脾虚不运,水湿内停,腹部渐大而成鼓胀。此种近代所称之酒精中毒性肝硬化,正是该病人鼓胀腹水的主要机理。经治疗患者腹水较前为轻,但其脉象左弦右软,左关主肝,右关主脾,左弦为肝郁,右软为脾虚,肝郁脾虚故见此脉,舌质粗糙,苔黄厚稍腻,小便色黄亦主体内湿热不清。水湿不去则鼓胀不消,所谓

"见肝之病,当先实脾",脾健则水湿能运,而纳增胀减;肝硬化病人必兼健脾,此为治病求本之法。故目前该病人主要应以健脾化湿,疏肝理气为法。方用:

党参 15 克、白术 12 克、猪茯苓各 30 克、水红花子 18 克、刘寄奴 10 克、半枝莲 20 克、赤白芍各 15 克、丹参 15 克、车前草 30 克、泽泻 15 克、焦三仙各 25 克、白花蛇舌草 25 克、枳壳 10 克、青陈皮各 10 克。

方中以党参、白术、猪茯苓、泽泻、车前草健脾化湿;半枝莲、白花蛇舌草清热利湿;白芍、青陈皮、枳壳疏肝理气;刘寄奴、水红花子、赤芍、丹参活血化瘀,化瘀是为了疏通肝脏血瘀,促进肝细胞恢复。全方合用,共奏健脾利水化湿,疏肝理气之功。

[体会] 肝硬化腹水的病机主要在于肝脾功能失调,加以气滞、血瘀、水停于腹而成。在治疗时谨守病机,从调整脏腑气血平衡入手,达到提高机体自身抗病修复能力,减轻肝实质细胞的破坏,促进肝细胞恢复的目的,乃亚老用药之宗旨。亚老在查房中分析患者长期饮酒过度,造成肝功能损害,酒精入内酿为湿热,伤及肝脏。木郁乃能克土,以至脾虚不运,气滞水停,肝郁日久成瘀,使肝硬化日渐加重。在治疗上必从健脾入手,兼以理气以除气滞,化瘀而解血瘀,这样标本兼治以解本虚标实之候。在用药上,亚老选用了大量具有双重功效之品,如治血药中水红花子除利水渗湿之外尚兼有活血化瘀作用。在肝硬化腹水时用此品不仅能利水以消水鼓,尚能化瘀以疏通血分之瘀滞;丹参为活血化瘀首选之品,但其尚有补养之功,这常为临床医生所忽视;刘寄奴亦为活血之品,但其亦尚有化食、补脾之能;半枝莲、白花蛇舌草解毒且能利水;猪苓利水兼可补虚。这样使全方标本兼治之功更加增强,方剂组方之严谨,用药之灵活实堪我辈效仿。

163

肝硬化腹水（鼓胀　肝脾血瘀）

潘某，男，汉族，50 岁，已婚，北京房山人。病历号：28511。

患者于 1993 年 11 月 22 日以双下肢浮肿 5 个月，腹胀如鼓 1 个月余收入院。今年 6 月以来其双下肢浮肿，按之凹陷不起，伴有全身乏力，胃纳呆滞。曾服用中西药治疗效果不显。1 个月前因感寒邪后出现咳嗽、喘憋及腹痛胀坠，服感冒药未彻底治愈，继之出现腹部胀满，腹胀如鼓，日渐加重。1 周前患者又时见神识昏蒙，时而喃喃自语。日前神昏加重，不欲饮食，语言不利，大便干结，小便短少，即来院求治。以尿毒症收入院。查患者神识昏蒙，语言不利，腹胀如鼓，眼睑及腰以下呈凹陷性水肿，腹围 103cm。各项检查：血常规：WBC：3×10^9/L，L：0.61，N：0.39，BPC：152×10^9/L，ESR：14mm/h，BT：$3'$，CT：$4'$；血气分析：钾：2.44mmol/L，钠：124.2mmol/L，氯：88.9mmol/L，钙：1.8mmol/L，CO_2CP：35.82vol/dl；BUN：16.6mg％，NPN：20.35mg％，GLU：122mg％；血清蛋白：T：5.6g％，A：2.3g％；B 超提示：肝硬化腹水；X 线胸片提示：两肺纹理增重、紊乱，心影增大呈靴型；心电图提示：窦性心律，电轴右偏，心动过速，肢导低电压，冠状动脉供血不足。望面部有红丝，舌质红，苔厚。西医诊断：1. 肝硬化腹水，2. 上呼吸道感染。中医辨证：鼓胀（肝脾血瘀，肝肾亏损）。予中药以活血化瘀，滋补肝肾为法，西药以抗炎利尿，静点能量合剂、补钾为主。

12 月 11 日巫老来院查房，在详细询问病史、查看病情、查阅病历后提出该病人从西医诊断应为肝硬化腹水。引起肝硬化的原因很多，除慢性肝炎失于正确治疗，没有得到适当的饮食和合理的休息可以发展为肝硬化外，血吸虫的感染，长期营养障碍，以及长期饮酒过多，酒精对肝脏直接发生毒性作用，都可以发展为肝硬化。另外如果肝病病人长期使用安眠药亦可以引起肝硬化,所以在治疗肝病时一般不主张使用安眠药。从中医来看,肝病引起水肿之症有两种情况,一是由气郁而导致血瘀,这是气与血的关系,应责之于肝;另一种是气郁导致水郁,这是气与水的关系,应责之于脾。该病人应属肝脾同郁。舌质红,苔厚,面有红丝,多见于肝血瘀滞之人,郁久而化热,此热乃肝阳郁冒引起,故见有神识昏蒙之证发生。肝阳郁冒,诸气不能循经故可引起昏迷;神识昏糊,在治疗上应以清热凉血为法。患者腹水量多,蛋白比例倒置,脉象寸大、尺弦,其中左尺弦小,右尺弦大,两尺脉属肾,见有此种脉象可说明肾阴已不足,肝郁影响到肾,肾阳之气化亦不能行。肾阴耗伤,肾阳不足,故可见有以上脉象。病人寸脉大,舌苔厚都说明脾运不达。鉴于以上脉证,故在用药上应选用活血化瘀药为君,利水药为臣,健脾药为使,俾可达到活血化瘀、健脾利水之效。方用:

丹参 20 克、赤芍 15 克、丹皮 12 克、白花蛇舌草 30 克、水红花子 20 克、猪茯苓各 30 克、半枝莲 30 克、半边莲 30 克、焦楂曲各 15 克、三七粉(分吞)3 克、生地 20 克、郁金 10 克、香附 10 克、茵陈 30 克、白术 15 克、车前子(包)15 克,水煎 300ml 内服。

方中焦楂曲合用能健脾化积;三七粉能止血化瘀。肝硬化患者常见肝脾癥积内结、血瘀阻络,脾虚水气不化,故取郁金活血化瘀,取白术健脾利水消肿。现代药理研究白术能增加白蛋白,纠正白蛋白与球蛋白的比例,有显著而持久的利尿作用,故郁金与白术使用在肝硬化蛋白比例倒置时能使其得到纠正。因左尺脉弦小说明肾阴不足,故用生地以滋补肾阴,大量使用生地可防止因过多使用利尿剂而引起的出血。

病人有时见神昏之症,证明已有肝昏迷发生,可用中成药局方至宝丹或十香返生丹以开窍醒神。

该方共服用 6 剂,患者神识已清,腹胀大减,腰及眼睑水肿减轻,腹围已减至 87cm,二便已趋正常,查血电解质:钾:3.29mmol/L, 钠:141.5mmol/L, 氯:100.7mmol/L, 钙:

1.85mmol/L。

[体会] 巫老在查房中详细分析了肝硬化腹水产生的原因,指出肝郁日久,势必木郁克土,土为木克,运化失司,水谷不化精微而成湿浊,湿浊凝聚而为水,水停于腹而成腹水,又病久及肾,肾精必衰而致肾阳不足,气化无力,命门火衰,进一步导致脾阳更虚,水湿停留益甚,气滞、血瘀、水停互为因果。故肝硬化腹水的形成与气、血、水三者息息相关,与肝脾肾三脏的功能密切相连,在治疗上当以理气、化瘀、利水为法,以调理肝脾肾三脏为主。肝硬化病人以虚证为多,常有虚实夹杂之证存在,故在治疗上亦要顾护正气,这也是治疗的关键所在。

该病人肝脾癥积内结,血瘀阻痹,水不能下注膀胱而致腹大脐凸,即所谓血不行而为水,故治疗以化瘀利水为主。巫老详查病机,从病机入手,选方用药,而取得较显著的疗效,即所谓"谨守病机,各司其属",这是我们在治疗疾病时所应掌握和借鉴的。

肝硬化腹水(鼓胀 阴虚血瘀)

166

武某,男,54岁,汉族,北京房山石楼人,退休职工。病历号:30277。

患者以腹胀如鼓,双下肢浮肿2月余收入院。其慢性肝炎病史已24年有余。肾炎、糖尿病史亦有4年。半年前无明显诱因出现走路不稳,双下肢疲乏无力,1周后出现双下肢俱肿,继之腹部胀大,食后益甚。曾在当地卫生院求治,证不见好转,随至房山区第一医院做B超检查,提示为"肝硬化腹水"。于本村医务室静点白蛋白治疗,但其腹胀及双下肢水肿不减,且日渐加重,故来我院求治。入院证见:腹胀如鼓,腹围90cm,双下肢呈凹陷性水肿,纳差失眠,小便色黄,大便干结,舌质黯红,苔白腻,脉弦细无力。实验室检查:Hb:110g/L,WBC:9.2×10^9/L,N:0.63,L:0.37;尿GLU(+++),PRO(++);肝胆脾B

超提示:肝硬化腹水,胆囊水肿;心电图示:窦性心律,不完全性左束支传导阻滞;血电解质:钾:4.03mmol/L,钠:121.8mmol/L,氯:98.4mmol/L,钙:0.97mmol/L;CO_2CP:44.8mmol/L;GLU:88mg%;BUN:28mmol/L;血清耐热及胎甲球试验阴性:总蛋白:5.19%,白蛋白:2.38%。入院中医辨证为鼓胀,肝郁脾虚型;西医诊断为肝硬化腹水,慢性肾炎,糖尿病。治疗以疏肝理气、健脾利水,佐以滋补肝肾为法,以柴胡疏肝散合五皮饮加减。服药10剂,症状有所减轻,但腹水仍不见退,故请巫老会诊。

巫老详细查阅病历、询问病史、检查病人后指出肝硬化的形成是由于肝脾肾受病,气滞、血瘀、水蓄而成。肝喜条达而恶抑郁,主疏泄。肝失疏泄,肝气郁结,横逆犯脾,脾受肝克,而形成肝郁脾虚。气为血之帅,气行则血行,肝郁气滞则血行不畅,气郁引起血郁,脉络瘀阻,而成瘀积,则见肝脾肿大,脾虚不能敷布津液,而使水湿内停,故见腹部肿大如鼓。肝郁化热耗阴,虚火上炎,又可见舌红无苔之阴虚现象。巫老指出肝硬化腹水的病人液体出量必须大于入量才能解决腹水问题。目前病人的出入量基本相等,因此腹水长期不消,故在方剂中必须加强利水药的使用。病人腹中有水,且舌红无苔应考虑阴虚之证存在。要注意病人下午4时以后发热情况,如掌心发热要考虑为阴虚发热。阴虚而又需要利尿,用药上要选用既有利尿作用又有滋阴效果的药物。大量使用利尿药会伤阴,但不利尿水又不能驱除,因此必须以滋阴利水为法。目前病人仍有肝脾郁结,脾受肝克,不能行水;气郁引起血郁,故肝脏肿大。阴虚腹水在治疗上只能养阴利水,滋阴药与养血活血药同用。目前治疗阴虚水肿的代表方应以六味地黄汤为主。该病人在用药上选丹参,其通利作用强于当归,选水红花子既能活血化瘀,又能利水,选白花蛇舌草、半枝莲清热解毒,半枝莲又有利水作用。气分不通则水亦不通,故以香附、郁金理气,以焦三仙健脾,脾主运化,脾功能强健则水湿亦去。重用生地可达滋阴利水之奇效。生地用量小,有滋腻生

167

湿、令人腹胀之弊,但大量使用,超过 20 克,不仅没有生湿滋腻之弊,而且可以达到利水滋阴之效。在肝硬化腹水时重用生地还可以防止由于利尿过多而引起的出血。故处方当以生地为君,以水红花子等活血兼有利水作用之品为臣,以香附、郁金等理气药为佐。处方用:

生地 20 克、丹参 18 克、赤白芍各 15 克、丹皮 10 克、水红花子 18 克、白花蛇舌草 30 克、半枝莲 30 克、半边莲 30 克、白英 15 克、车前子(包煎)15 克、香附 12 克、郁金 10 克、焦三仙各 15 克。水煎取汁 400ml,分 2 次早晚温服。

病人服用上方 3 剂后,尿量渐有增加,腹水已减,苔亦渐生,双下肢水肿大减,胃纳亦较前为佳。该方继用 10 剂,证大减,腹围已减至 84cm,纳食增加,双下肢水肿已消失。

[体会] 肝硬化腹水一证常由于肝郁脾虚,肝脾俱病。脾胃升降失职,清阳不升,水谷精微不能输布,不能奉养其他脏腑;浊阴不降,水湿不能转输于体外,故清浊相混。肝气郁滞,气血凝聚,隧道因而阻塞,鼓胀以成。病迁稍久,肝脾日虚,进而累及于肾,肾阳不足,不温脾土,肾阴亏虚,肝木少荣,而使肝脾益虚。肾与膀胱相表里,故又见膀胱气化不利,水、浊、瘀血壅结,而见鼓胀益甚。故此病常见本虚标实,虚实夹杂,其病证复杂,难取速效,为临床棘手之证。本病人除鼓胀之外尚有消渴相兼,故尤为难医。巫老通过舌、脉,断其为阴虚水鼓。水鼓需利水,阴虚需滋阴,故用药颇感矛盾。巫老在诊疗中,详查病因,审慎用药,选用既能滋阴又能利水之生地为君而取显效。生地为清热、凉血、滋阴之品。常规用量恐生滋腻,但大量使用不仅无壅滞之弊,而且能取利水之功。阴阳互根,阴虚愈甚而阳亦不足,水湿就不得温化,鼓胀愈甚。此时若一味补阳,则阴虚益甚,鼓胀反不易消退。反之用生地滋阴,以补枯竭之阴,则鼓胀渐消。

《肾性贫血(虚劳　脾肾阳虚)》

李某,女,25岁,汉族,北京市房山区农民。入院日期:1994年1月14日。病历号:29186。

主诉:周身乏力3月余,加重10天。患者自1993年10月起自觉周身倦怠乏力,后因不慎外感而见咳嗽、鼻衄,曾在当地卫生所口服中药治疗(药名不详)。12月起乏力加重,到区属医院求治,查Hb:70g/L,遂给中药汤剂内服,证不见缓解。1994年1月5日到市内某医院诊治,查血常规:Hb:58g/L,BPC:115×10^9/L,WBC:5.2×10^9/L,N:0.75,L:0.25,Ret:0.1‰;1月11日,再查血常规:Hb:55g/L,BPC:90×10^9/L,WBC:6×10^9/L,N:0.72,L:0.28,给以对症治疗。1月13日行骨穿术后,自觉乏力益甚,故来我院求治。证见神倦乏力,少气懒言,面色㿠白,畏寒肢冷,胃痛泛酸,入夜或饥饿时加剧,纳少嗜睡。询问病史,贫血已近10年。入院查血常规:Hb:52g/L,RBC:2.14×10^{12}/L,BT:2′,CT:4′,BPC:144×10^9/L,ESR:50mm/h;WBC:5×10^9/L,Ret:0.7‰,N:0.64,L:0.36;尿常规:GLU(+),PRO:(+),BLD:(+),URO:(±),镜检:WBC:3~4/HPF;血脂分析:TCH:100mg‰,TG:76mg‰;肝功能及HBsAg正常;血清蛋白:T:6.2g‰,A:3.8g‰,BS:86mg‰,血电解质分析:钾:3.6mmol/L,钠:143mmol/L,氯:104.6mmol/L,钙:0.82mmol/L;CO_2CP:38.1vol/dl;BUN:133mg/dl。入院诊断:1.贫血,2.慢性肾功能衰竭,3.慢性胃炎,4.十二指肠炎。中医辨证:虚劳(脾肾阳虚)。遂以温中健脾、培补肾阳为法,并给复方丹参注射液及低分子右旋糖酐静脉输入。入院5天,病人症状未见明显改善,且又见鼻衄频发,头晕恶心,胃纳呆滞。再查血:Hb:50g/L,RBC:1.43×10^{12}/L;BT:3′;CT:5′;BPC:115×10^9/L;Ret:0.4‰;WBC:4.8×10^9/L,N:0.54,L:0.36;CREA:9.7mg‰。肾图提

169

示:双侧肾功能重度损伤。仍以益气健脾为法,佐以凉血止血。方用:炙黄芪 30 克、防风己各 12 克、车前子草各 10 克、旱莲草 15 克、白茅根 15 克、茜草 12 克、贝母 10 克、白花蛇舌草 15 克、炒白术 12 克、猪茯苓各 12 克、牡蛎 30 克、乌贼骨 30 克、白芍 10 克、炙甘草 10 克、当归 5 克。上方水煎内服,并以生军 30 克、槐花 30 克、桂枝 10 克、牡蛎 30 克,水煎保留灌肠。

此法再用 5 日,症仍无明显减轻。故请巫老会诊。

巫老在查房中指出患者全血各项指标呈进行性下降,Hb 从 70g/L 下降至 50g/L,RBC 从 2.14×10^{12}/L 下降至 1.43×10^{12}/L, BUN 为 133mg%, CO_2CP 为 38.1vol/dl;CREA: 9.7mg%,肾图示双肾重度损伤,且见乏力,纳差,恶心,失眠。鼻衄,咳嗽,五心烦热,望诊见面色稍淡,耳尖发白,小便色黄,舌体胖大,边有齿痕,脉象滑数,当诊其为贫血、尿毒症。巫老指出临床贫血者,若望耳郭发白,当考虑其贫血乃肾病所致。肾开窍于耳及二阴,耳郭越白,主肾病愈重。血液的生成主要来源于水谷精微。《灵枢》云"中焦受气取汁,变化而赤是谓血"。《诸病源候论》又云"肾藏精,精者,血之所成也",但血液的生成又源于精,"肾主骨生髓,为水脏,主藏精而化血",故谓"精血互生"。脾虚,肾衰,造血功能减弱,故贫血进行性加重,在治疗时应选用补血止血之品;肾不气化,水气上泛,水湿停留于内,上凌于肺脾,以至脾虚不运,肺气不调,故见痰湿咳嗽诸症发生。水气凌脑,故又见失眠,甚则昏迷。肺、脾、肾阴虚而生内热,故又见有五心烦热;脾主统血,脾不统血,血失于统摄,涌于上而见鼻衄时作,在治疗中又应自肾入手,以求其本。临床中常以大黄附子汤治疗尿毒症疗效多显。现代药理研究大黄有明显降低尿素氮作用,附子有振奋心脏之功效,今患者因鼻衄仍在,故当舍附、桂、半夏等辛热之品,恐其生热助血妄行,加重鼻衄,改从急则治标原则,以清热凉血,利水解毒,通调肾脾为法。方用:

生地 20 克、酒军 6 克、虎杖 18 克、龙葵 30 克、白花蛇舌草 30 克、益母草 30 克、猪茯苓各 30 克、双花 30 克、当归 10 克、赤白芍各 15 克、丹皮 12 克、白茅根 40 克。

同时用大黄 10 克、虎杖 12 克、牡蛎 30 克、槐花 30 克，水煎保留灌肠每日 1 次，并嘱待鼻衄症轻后可于灌肠方中再入附、桂以振奋心阳。

用此方 10 日后，复查患者血常规：Hb：65g/L，RBC：1.75×10^{12}/L，WBC：7.6×10^9/L，N：0.7，L：0.3；BT：$2'$；CT：$5'$；BPC：145×10^9/L；Ret：0.4%；BUN：129mg%；CO_2CP：38.1vol/dl，CREA：7mg%；并自觉乏力好转，咳嗽减轻，鼻衄消失。病人自觉症情好转，自动要求出院，回家调养。

[体会]　肾功能衰竭是各种肾脏疾病晚期肾功能减退引起的一组综合征，主要表现为水、电解质、酸碱平衡失调以及毒性贮留引起的全身中毒症状。该患者以贫血表现最为突出，故当诊为肾性贫血。巫老在诊治中抓住贫血发生之基本病机为肾失气化，导致脾肺失调，心失所养，故以通调脾肾、利湿、凉血、解毒为法。因病者血热妄行，鼻衄时作，加重了贫血诸症，故急则治其标，以生地、虎杖、丹皮、龙葵、白茅根等凉血止血；以白花蛇舌草、双花等清解热毒；以桑白皮、车前草、猪茯苓等利水渗湿健脾；瘀血不去，新血不生，又以赤白芍、当归、益母草以补血活血；生地又有补肾之功，以治其本。全方配合得当，故病情很快得以控制，诸症减轻。

尿毒症（水肿　脾肾两虚）

姜某，男，21 岁，汉族。北京市房山区农民。入院日期：1995 年 2 月 20 日。病历号：32696。

主诉：周身浮肿，腰以下肿甚 1 月余。患者 1 个月前因感冒而见发热恶寒、头身疼痛，伴咳嗽咯痰，色白质黏，夹有血丝，经治疗发热恶寒消失,但1周后见有周身浮肿,日渐加重,腰以下为甚。于当地卫生院就医,症无好转,肿势加剧,且感脘腹胀满。即赴北京某医院就诊,诊为尿毒症,予青霉素静点并配合利尿强心药治疗,病人腹胀渐消,咳嗽减轻,但仍见腰以下及双足肿甚,按之凹陷不起。病人为求痊愈,即来我院就诊。门诊以肾病收入院。入院症见:精神不振,面萎无华,形体消瘦,倦怠乏力,咳嗽阵作,咯吐白色黏痰,心悸气短,喘憋难忍,动则喘甚,周身浮肿,腰以下为甚,小便短少,大便溏薄,不思饮食,夜寐不安。舌苔白滑,舌质淡、胖大伴有齿痕,舌面布有瘀点,舌底脉络色红;脉沉细略数。查体:双肺听诊呼吸音清,叩诊肺下界呈浊音;心脏听诊心尖区可闻及Ⅲ级收缩期吹风样杂音;双肾叩击痛(+);肝大肋下4cm,剑突下3cm;腹部叩诊有移动性浊音;血常规:Hb:68g/L,WBC:3.4×10^9/L,N:0.62,L:0.38;ESR:35mm/h;BPC:115×10^9/L;尿常规:BLD:(+);血压22～24/14～16kPa之间;BUN:82mg%;CREA:8.7mg%;血清蛋白:T:5.6g%,A:3g%;TG:2.5mg%;B超提示:肝脾肿大,内有腹水;X线胸片提示:胸腔积液。入院西医诊断:慢性肾功能衰竭(尿毒症前期);中医辨证:水肿(阳虚水泛)。治法:温运脾阳,渗利水湿,给真武汤加减,并辅以静脉输入血白蛋白。经半月治疗,患者证略有好转,下肢水肿渐轻,查血:Hb:65g/L,WBC:4.6×10^9/L,ESR:40mm/h,血清蛋白:T:6g%,A:3.4g%,CO_2CP:38mmol/L,BUN:75mg%;血压略有下降。咳嗽咯痰仍在,双肺呼吸音粗,为明确辨证,增强疗效,故请巫老会诊。

巫老在查房中指出,患者有慢性肾炎史已1年有余,目前疲乏无力,面色㿠白,双下肢浮肿,有腹水,咳嗽有痰,肺部啰音尚存,血象偏低,蛋白尿,尿素氮偏高不下,诊断尿毒症是成立的。患者脉大略数且有急促之感,一息五至有余,脉大乃脾虚、气虚、气郁化热所致。目前患者新病老病同在:肾炎久作乃老病,腹中有水乃正水,新病乃外感,虽表已解而痰浊未清。目前主要为脾虚不运,水湿贮留,湿困脾土则脾阳更损,脾阳不足则肾阳亦衰,肾阳不足则火不生土,而致脾阳更为衰败,造成脾肾阳虚。气不化水,阳不化浊,故致水湿内停,而脚肿腹水。此水时日已久,病程较长。患者面色㿠白,体倦乏力,舌淡白苔尚不很厚,大便质稀,日行2次,说明既有脾虚之候,又有肾虚之证,为脾肾两虚。气水郁于内,化机受阻,故见脉大略数;脉象不能见数就言热,此脉大且数乃气机壅塞之故。气机壅于肺、脾、肾而脉大且数也。该证属水毒壅滞,脾肾两虚,故扶助脾肾阳气,祛除水毒当为基本治则。方用:

附子10克、虎杖15克、酒军(后下)3克、白术15克、赤芍15克、水红花子18克、益母草30克、生黄芪30克、土茯苓30克、川贝母10克、桑白皮15克、葶苈子15克、车前草30克、枳壳10克、香附12克、桑寄生30克。

上药水煎取汁400ml,分2次内服,并另拟保留灌肠方:生大黄30克、附子10克、生牡蛎30克、丹参30克。

[体会] 本病乃表里同病,其病位在脾肾及肺,病机乃脾肾阳虚,水毒为患,气机壅塞,故以补益脾肾,化痰利水为法。方中虎杖、酒军通便、清热解毒,有控制尿素氮之功效,因患者便质已稀薄,日行2次,酒军通便力强,故不宜在方中多用;虎杖一品,清热解毒效强,既无使便稀之弊,又兼收活血祛瘀之功,故方中首选为君;水红花子、益母草能利水活血,尿毒症病人,肾脏血流多不畅,故选用活血药可改善肾脏血流情况,改善微循环;用附子能激活肾中阳气,附子用量一般多自6克起始,逐步视病情加量。因附子现代药理研究有升高血压之作用,尿毒症病人血压多偏高,故用之宜慎。本方附子用量为10克,因方中有他药为佐,故不致升高血压。患者咳嗽痰多,乃肺中痰浊为患,故方中选用葶苈子、桑白皮通肺卫气分,桑寄生有降压补肾之功,但用量宜大。

巫老在查房中指出,患者饮食宜以清淡为主,忌食鱼虾等

173

物,盖因鱼虾中嘌呤成分多,可使尿中蛋白增多,故宜少食或禁食。鱼类中惟黑鱼可用,因其现代研究其有利尿之功,且可补肾益精,故肾炎、尿毒症之人可服食黑鱼。

慢性肾功能衰竭(虚劳 心脾肾俱虚)

宫某,女性,32 岁,河北省涞水县农民。病历号:30201。

患者主诉神疲乏力,动则心慌气短,伴双下肢浮肿 1 月余。于 1994 年 4 月 18 日收入院。询问病史,1967 年曾患急性肾小球肾炎,在河北涞水县医院住院治疗。1986 年曾患妊娠中毒症,出现蛋白尿、水肿、高血压等症,尿 PRO(+++),血压达33.3/20kPa。给予对症治疗,血压仍偏高不下,经予剖腹产下一子,术后母子平安。但其血压仍持续偏高,尿中蛋白亦持续出现。近年来患者每遇劳累、情绪波动即见血压持续上升,同时出现双下肢及眼睑轻度水肿,对症处理后诸症稍有缓解,但未作过系统治疗,病证迁延至今。1 个月前因劳累出现神疲乏力,腰腿酸痛,且反复出现鼻衄,血色黯红,即到当地卫生院求治,查尿PRO(+++),血压 33.3/20kPa,诊为肾病综合征,并给予对症处理,症无缓解,即来我院诊治。入院证见:心慌气短,神疲乏力,懒言嗜睡,头晕耳鸣,视物模糊,目干畏光,四肢麻木,筋肉瞤动,食后胃脘胀满不舒,时有恶心,腰部酸困,夜间盗汗,大便质软,小便尚可,午后双下肢呈凹陷性水肿。血压:29.3/20kPa,心率:108 次/分,节律尚齐,两肺未闻及干湿啰音,双肾区叩击痛(+),肝脾未触及。实验室检查:血常规:Hb:57.8g/L,WBC:4.3×10^9/L,N:0.68,L:0.32,RBC:1.97×10^{12}/L;ESR:27mm/h,BPC:134×10^9/L,尿 PRO(++),尿 RBC:1~2/HPF,BUN:89mg%。肾图提示:双侧肾功能严重损伤。入院中医辨证:虚劳(心脾肾俱虚,气血阴阳不足)。西医诊断:肾病综合征,尿毒症,肾脑综合征。治疗以阴阳双补,益气养血为法,以八珍汤合归脾汤加味。方用当归 15 克、白芍 12 克、柴胡 10 克、生黄芪 30 克、太子参 30 克、女贞子 15 克、旱莲草 15 克、苍白术各 15 克、阿胶(烊化)20 克、山药 30 克、桂圆肉 20 克、熟地 20 克、枸杞子 15 克、车前草 15 克、猪茯苓各 25 克。并以西药保钾利尿。10 日后病情略有缓解,BUN 降至 75mg/dl,尿 PRO(++),血压 20/14.6kPa 左右。患者自觉乏力稍减,眩晕亦轻,为明确辨证,提高疗效,故请巫老会诊。

巫老在查房中指出,慢性肾炎浮肿应属中医之水肿门;高血压眩晕应从眩晕门中探求,蛋白尿应从虚劳论治。慢性肾炎多从急性肾炎迁延不愈发展而来。该病人病史追述至二十七、八年前,加上 1986 年患妊娠中毒症后病情一直迁延至今,故见脾肾虚损,加上劳累,外感造成正虚邪实之候。先伤气,继损阳,又及阴,致使病人阴阳气血俱损。脾肾虚损而累及肺、肝、心,故五脏俱虚,肺脾肾三脏虚损致三焦气化失调,使水液代谢调节失常。肺、脾、肾三脏不仅主持水湿运化,亦与蛋白有关,蛋白为精微所化,脾不运化水谷精微、升降失司,不能升清降浊,清气下陷,精微下注;肾主封藏,五脏六腑精气皆藏于肾,肾虚精关不固,精气失于封藏而下泄;肺主治节、主宣降,宣降失司,治节不行,不能与脾共输精微于全身,精气下降,故可见大量蛋白尿。久病五脏虚损,气血不足,肝失涵养,水浊阻滞,清阳不升,浊阴不降,故见头晕目眩之高血压发生。心脾肾不能化生精血,故亦由之见肾性贫血。加之脾虚不能统血,鼻衄不断,则加重贫血之证。该病人脉象两尺不足,左脉弦小而紧,说明病人应有动脉硬化之证存在,加上病人血压偏高,阴虚阳亢,因此用药应慎用温热。患者虚劳日久,阴阳不调,阴血亏虚,阴不敛阳,故近日头目眩晕,神识时有恍惚,加上脉见弦象,应考虑有肝风之证存在。为防止肝阳妄动,在治疗上应酌加平肝息风之品,以防病情之恶化。故本病应以补益心、脾、肾为主,辅以清肝凉血为法。方用:

175

当归 20 克、党参 15 克、生黄芪 20 克、阿胶(烊化)10 克、丹参 20 克、虎杖 30 克、赤白芍各 10 克、杜仲 10 克、桑寄生 30 克、熟地 15 克、猪茯苓各 15 克、肉桂(后下)5 克、益母草 10 克、桃仁 8 克、钩藤 30 克、焦楂曲各 20 克。

水煎取汁 300ml 分两次早晚温服。另加用大黄、附子、槐花、黄柏煎汤保留灌肠以降低尿素氮。

患者用药 6 剂,症略好转。因病人家属放弃治疗,故自动出院。

[体会] 慢性肾功能衰竭是由于慢性肾脏病晚期肾功能减退引起的综合症状。表现为水、电解质和酸碱平衡功能失调,毒素贮留的一系列中毒症状。证候复杂,病情危重,预后不佳,多呈不可逆之征象,治疗颇难。该病人久病迁延,五脏俱虚,尤以脾肾为著,加之过劳之诱因,使病情加重。亚老在查房中首先分析了慢性肾功能衰竭病因病机及一般规律,又结合病人现况,指出心脾肾俱虚,气血双亏是该患者的根本病机,由于气血俱虚,脾肾衰败而使津不上承,浊不下降,清浊相混,升降失常。阴血虚损不能敛阳,而见动风之象,抓住这一主要病机,故在治疗中以党参、黄芪、熟地、当归、枸杞子、阿胶补气养血;以杜仲、桑寄生、猪茯苓补脾益肾,共奏扶正之功。瘀血不去,新血不生,故以丹参、赤白芍、桃仁、益母草、焦楂曲活血祛瘀;因病人有动风之象,故又投以虎杖、钩藤平肝抑风,防止肝风之妄动;肉桂引火归元。其中桑寄生、杜仲、钩藤又有补肾降压之用。全方合用共奏补益气血,清肝熄风之功效。本方扶正祛邪兼用,养血祛瘀并举,因慢性肾衰,血液呈高凝状态,故方中佐以活血祛瘀之品,实为治疗之必须。亚老选用了既有活血化瘀作用又能养血补血之丹参、益母草使瘀血得除,新血得生。脉弦主肝,脉紧为挛急;亚老从脉象弦中带紧得出病人欲动肝风,于方中加平肝熄风之品,防患于未然。通过亚老查房中对慢性肾功能衰竭病因病机的分析和处方用药,我们体会到详查病机,审慎用药乃治疗之根本,

尤对疑难危证,更当如此。

《输尿管结石(石淋)》

陈某,男,44岁,汉族,北京市房山区人,干部。入院日期,1994年7月19日。病历号:30830。

主诉:腰痛反复发作2年,加重1周,伴小便涩滞不畅1日。患者两年前因劳累而见腰部剧痛,恶心欲吐。查B超示双肾结石,遂行体外碎石及内服排石中药治疗后,于尿中排出砂石,症渐好转。一年来病情较稳。近日因气候炎热,饮食不当而又见腰痛阵作,牵至少腹,右侧为甚,且伴恶心呕吐,又来院求治,门诊以右侧输尿管结石收入院。入院症见:右侧腰及少腹疼痛,呈阵发性加剧,并向大腿内侧放射,夜间为甚,小便涩滞不畅,大便干结,恶心欲吐,不思饮食、夜寐不安,舌质红,苔薄黄微腻,脉弦,查体:双肾区叩击痛(+),同时见有双下肢水肿。B超提示:右肾集合系统可见液性暗区,深度2.6cm,左肾集合系统可见液性暗区,深度2.2cm;左输尿管上段管腔内可见0.8cm×0.6cm大小强回声团,后方伴声影。中医辨证:石淋(湿热内蕴 砂石结聚);西医诊断:左侧输尿管结石。遂以中药清热利湿、排石通淋为法,配合做震波碎石治疗。入院6日,经治疗除见有少腹疼痛、便溏外,尚伴有胃脘不适,不思饮食,恶心欲吐症较著,故请巫老会诊。

巫老查房指出,泌尿系结石大致有肾结石、输尿管结石及膀胱结石。其临床特点是腰部或腹部疼痛,或见血尿、混浊尿。如有急性梗阻可见少尿或无尿,甚则见肾绞痛,急性肾功能衰竭,大多有肾积水发生,类似于中医砂淋、血淋、石淋、腰痛等病证。其病因多由于湿热蕴结下焦,膀胱气化不利,砂石结聚,气滞不利而成。今病人右侧少腹疼痛,乃输尿管结石所致,为旧疾;胃脘不适,不思饮食,恶心欲吐乃新病,其原因为饮食不当,脾胃受损,兼受暑湿,故见消化系统诸症。治疗除排石之外,还当清利、消导。重点在清解胃中郁热,化湿消导。消导药大多兼有化石之功,故宜重用。处方如下:

苍术 15 克、青陈皮各 10 克、枳壳 12 克、香附 12 克、郁金 10 克、焦三仙各 10 克、莱菔子 15 克、姜半夏 10 克、猪茯苓各 20 克、滑石 20 克、生甘草 6 克、藿香 10 克、佩兰 10 克、鱼枕骨粉(分吞)3 克、黄连(后下)5 克、瞿麦 10 克。

上方取汁 400ml,每日 1 剂分 2 次温服。并嘱病人多食蔬菜,为免便稀,宜多食菜叶,少食菜梗。另宜忌食肥肉。水果中应忌食香瓜、桃等滑肠之物。

方用 4 剂,患者恶心呕吐及胃中不适症已消除,纳谷已香,小便自调,大便日行 2 次,但仍不成形,舌黯红,苔白厚。B 超示:双肾仍有积水,但较前为少;双侧输尿管仍见结石,但结石已见裂隙。遂再行碎石术,中药再拟前法后,患者于尿中排出结石 6 块;尿频尿急、腹部胀痛亦好转。

[体会]　石淋一证,当选鸡内金、海金砂、金钱草之类以通淋排石,此为常法。但该患者除有砂石结聚,尚见脾胃受损,兼受暑湿,此时若只疗旧疾,不顾新病,只循常法,不知变通,则旧疾不除,新病亦增。巫老以苍术、藿香、佩兰等醒脾祛湿,以焦三仙、莱菔子等导滞消食,以郁金、青陈皮、枳壳等理气解郁,以鱼枕骨、瞿麦等通淋排石,使郁热清、湿邪除、食滞去,标本兼顾,诸症尽除。

178